観察と
アセスメ

解剖生理が
9割

ICUナースのための解剖生理

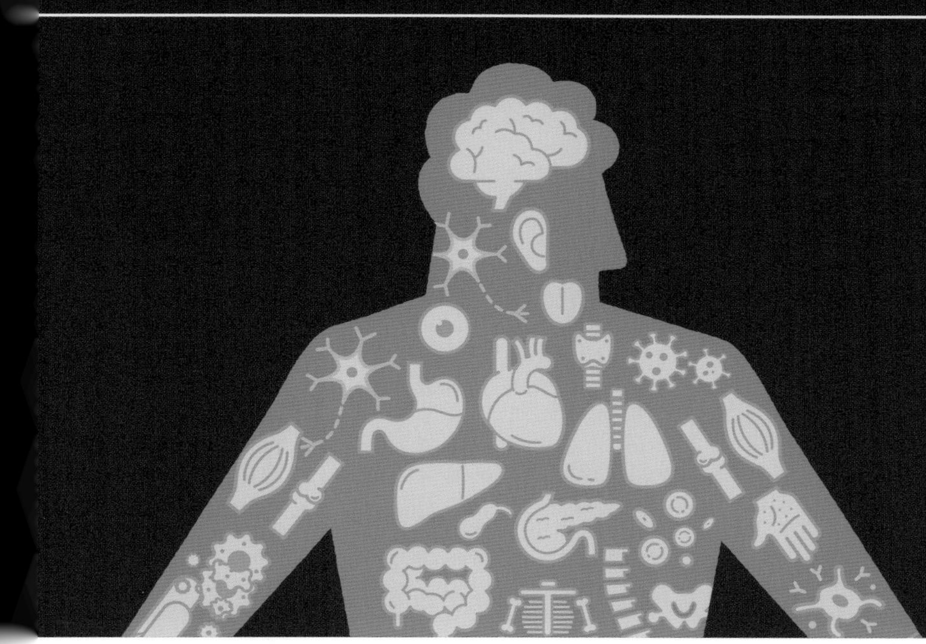

監修 **横山 俊樹** 公立陶生病院呼吸器・アレルギー疾患内科部長／救急部集中治療室室長

MC メディカ出版

はじめに

ICUナースに求められる「アセスメント」とはなんでしょうか。そのアセスメントのもととなる「観察」とは、どこを観察すればよいのでしょうか。

ICUで働くナースの皆さんは日々この「アセスメント」と「観察」を求め続けています。しかし、その求める範囲は非常に広いものです。ある臓器やある領域、に限定したものではありません。きっと部位や領域、時期にとらわれない、幅広い観察とアセスメントが必要となるでしょう。そして、これらを1冊の本のみで学ぶことは不可能と思います。それでも、ICUナースはこの広い範囲の「観察」と「アセスメント」を日々やっていかなくてはいけません。

そんななか、観察とアセスメントの根幹となるのが本書で取り上げる「解剖生理」となります。人のカラダがどうなっていて、そして、どんなことが起きたらどんな反応が起こるか、これが解剖生理のキモとなります。どんな病気になっても、どれほど重症になったとしても、その根幹として「解剖生理」の重要性は変わりません。「解剖生理」の理解は必須です。ただし、この解剖生理を系統だって改めて勉強するのは大変ですよね。学生時代、苦労しませんでしたか？　「せっかく就職したのにまた解剖生理からやるのかよ〜」なんて思ってませんか？　これもやっぱり膨大な情報量がありますよね。

そこで本書です。今回の解剖生理の本では、かたくるしい文章構成を大幅に省きました。すべて、臨床で役立つポイントのところだけを解説しています。そして文章を執筆していただいた著者の先生たちもすべてICUエキスパートのナースばかりです(解剖生理の専門家はいません！)。ICUナースのアセスメントと観察に必要な解剖生理にポイントを絞ってまとめた本ができあがったのです！　業務のなかでちょっと悩んだら、ちょっと興味が出るポイントがあったら、観察やアセスメントをちょっとレベルアップしてみたかったら、すこし本書をめくってみると、そんなあなたへのヒントが出てくるかもしれません。どうか、お気軽な気持ちで本書をめくっていただけたらと思います。

それでは、われわれのおススメするICUエキスパートからみた「解剖生理」の世界へ、お進みください！

2022年5月

公立陶生病院呼吸器・アレルギー疾患内科部長／救急部集中治療室室長

横山俊樹

目 次

執筆者一覧

監修

- 公立陶生病院呼吸器・アレルギー疾患内科部長／救急部集中治療室室長

  横山俊樹

執筆

- 1 章 1-1、1-3、PICS、2-8、3 章 3-1

  信州大学医学部附属病院 集中ケア認定看護師

  髙原有貴

- 1 章 1-2、1-4

  公立陶生病院 救命救急センター ER-ICU 集中ケア認定看護師

  生駒周作

- 1 章 1-5

  済生会熊本病院 集中治療部 クリティカルケア特定認定看護師

  井上常彦

- 1 章 1-6、2-9、5-6

  日本医科大学付属病院 外科系集中治療室 集中ケア認定看護師

  夛田　覚

- 1 章 2-1、2-2、2-3

  自衛隊中央病院 集中ケア認定看護師

  齋藤　克

- 1 章 2-4、2-5

  東邦大学医療センター大森病院 看護部 救命救急センター クリティカルケア認定看護師

  座間順一

- 1 章 2-6、2-7

  慈泉会相澤病院 特定看護師

  白石拓人

- 1 章 3-1、3-3

  新潟大学医歯学総合病院 看護部 看護師／ NST 専門療法士

  長谷川和弥

同院 看護部 集中ケア認定看護師・副看護師長
五十嵐竜太

■ 1章 3-2
聖マリアンナ医科大学横浜市西部病院 集中ケア認定看護師
川畑亜加里

■ 1章 3-4、3-5
信州大学医学部附属病院 移植医療センター 認定レシピエント移植コーディネーター／副看護師長
後藤美香

■ 1章 4-1
厚生中央病院 泌尿器科 看護師
若松ひろ子

富山大学附属病院 クリティカルケア認定看護師
佐藤慎哉

■ 1章 5-1、5-2、5-3
トヨタ記念病院 GICU 看護長 / 脳卒中リハビリテーション看護認定看護師
新川裕樹

■ 1章 5-4、5-5
神戸大学医学部附属病院 集中ケア認定看護師
山岡国春

■ 2章 1-1
東京慈恵会医科大学附属病院 主査・臨床助教／急性・重症患者看護専門看護師
坂木孝輔

■ 2章 2-1
横浜南共済病院 集中ケア認定看護師
下田綾子

■ 2章 3-1、3-2、3-3
国立病院機構岡山医療センター 診療看護師
寶泉春夫

■ 2章 3-4、3-5
藤田医科大学病院 中央診療部 FNP 室 診療看護師／集中ケア認定看護師
橋本　優

執筆者一覧

■ 3章1-1
藤枝市立総合病院 集中ケア認定看護師
石川智也

■ 3 章 2-1
藤田医科大学病院 看護部 集中ケア認定看護師
村松恵多

1章

解剖がわかれば異常に気づける！
臓器別の解剖生理

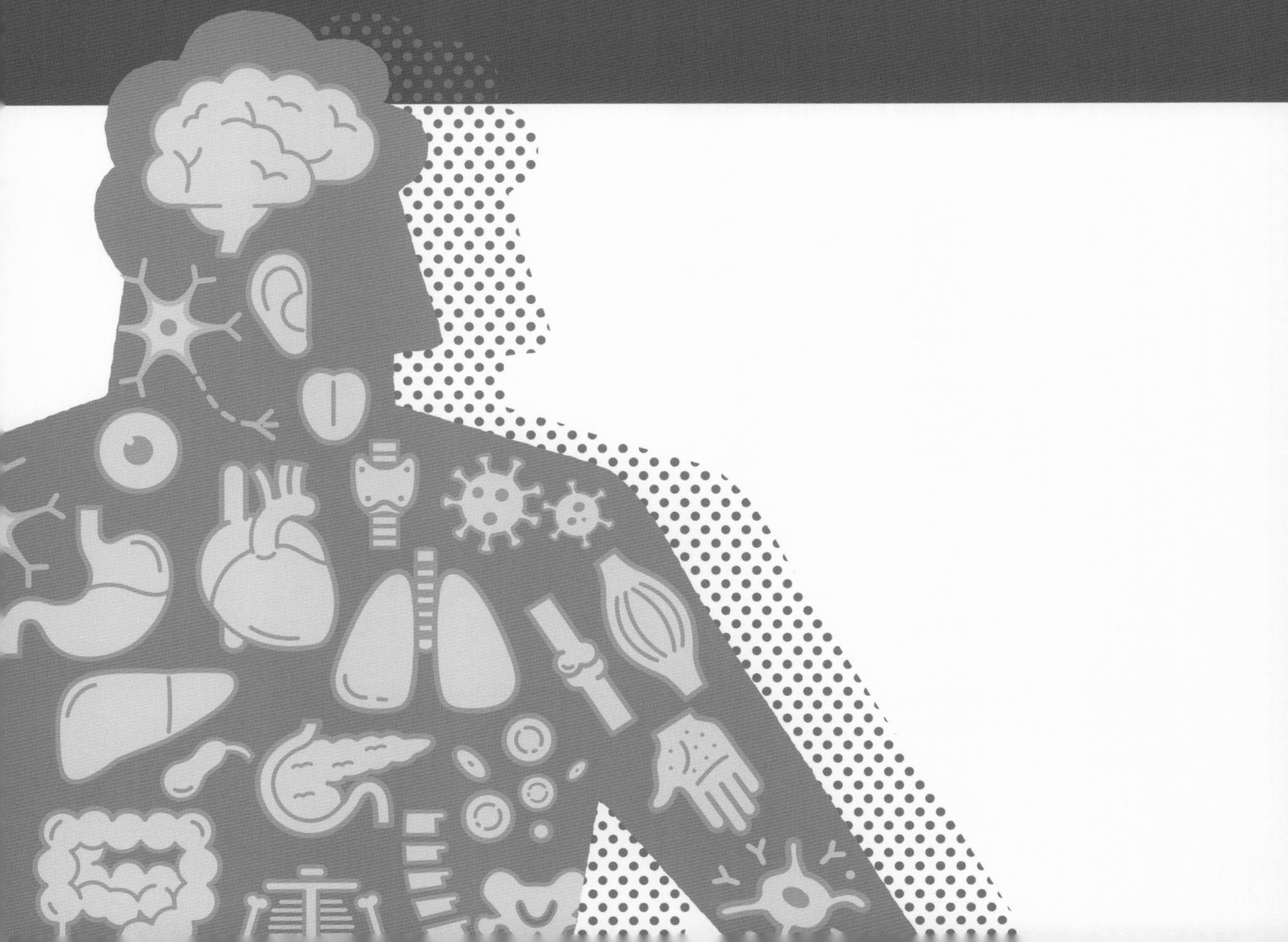

1 解剖のキホン

体表から見えない肺・気道・その周囲の臓器がどのように配置されているかを、図を見て学びましょう。

1 呼吸器の構成と配置①肺

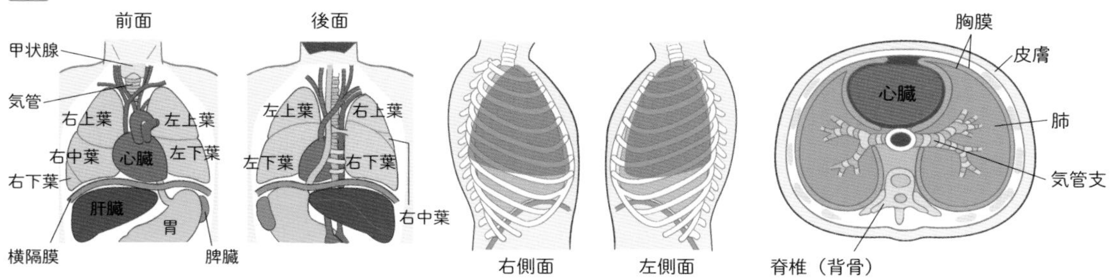

呼吸器といえば、「肺」と「気道」です。右肺は上葉・中葉・下葉、左肺は上葉・下葉に分かれます。胸骨の下には心臓・肺があり、気管は心臓の奥に位置しています。

下葉は胸部前面からは確認しにくく、背部の多くを占めています。そのため、下葉の肺音を聴取する際には、聴診器を背中側に当てる必要があります。

ポイント

下葉の肺音聴取は背中に聴診器を当てましょう

2 呼吸器の構成と配置②気道

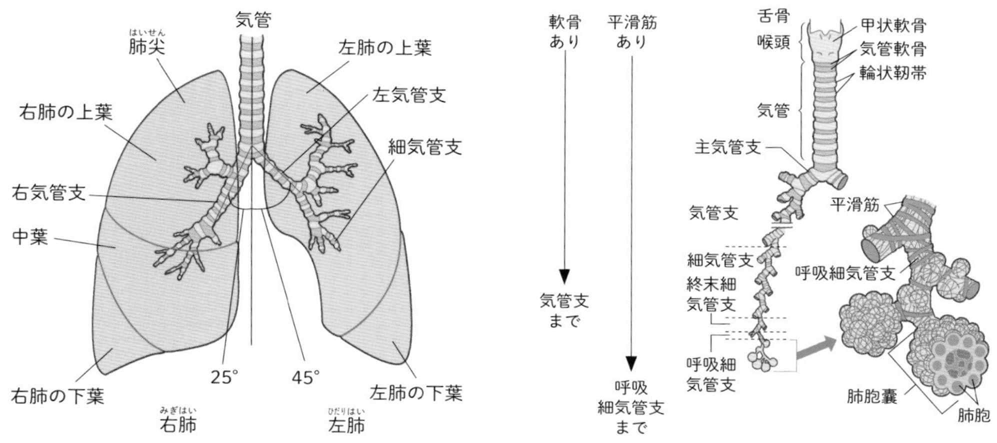

気管は直径 2cm 前後で長さは約 10〜13cm です。右気管支のほうが左気管支よりも急な角度です。また、右肺は3葉に分かれ中葉を越えて下葉に届きます。右気管支は 3〜4cm に対して左気管支は 4〜5cm とやや長くなっています。

ポイント

左気管支より右気管支のほうが短くて角度が急です！

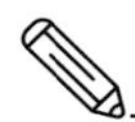

**胸郭の動きを学ぶことで呼吸様式の変化をとらえることができます。
正常な呼吸がどのように行われているか学びましょう。**

3 呼吸器の仕組み

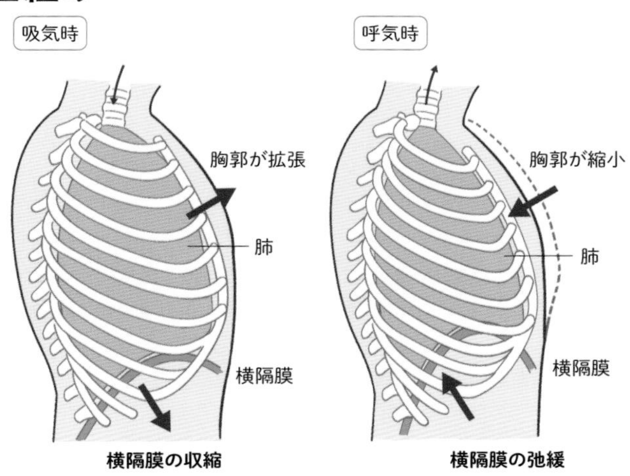

吸気時は胸郭が拡張し、横隔膜が収縮します。呼気時は逆に胸郭が縮小し、横隔膜が弛緩します。これが基本的な胸郭運動で、1 分間に 12〜20 回行われます。つまり、正常な呼吸回数は約 12〜20 回 / 分です。ちなみに、24 回 / 分以上は頻呼吸とよばれます。

Column バケツとポンプ

ポンプハンドル運動

バケツハンドル運動

仰臥位での呼吸時、胸郭は胸骨周囲が天井に向かって上下に動き、側胸部は横に広がります。ポンプで水を汲み上げる様子に例えて胸郭の上下運動をポンプハンドル運動と表現します。また側胸部の胸郭の広がりはバケツの持ち手部分に例えられ、バケツハンドル運動といわれます。

ポイント

胸郭運動の観察は呼吸状態の評価に必須です！

（髙原有貴）

2 呼吸が代償されている状態とは（呼吸補助筋・頻呼吸）

1. 呼吸のメカニズム

呼吸のメカニズムは呼吸筋・呼吸補助筋の解剖生理が９割

私たちは普段から無意識のうちに 12-20 回 / 分程度の呼吸を行っています。
どのようなメカニズムで呼吸の調節が行われているか学んでいきましょう。

1 呼吸の調節

普段から無意識のうちに行っている呼吸（不随意呼吸）は、延髄を中心とした脳幹部の呼吸中枢のはたらきにより自動的に調節されています。一方で、深呼吸などの意識的に行う呼吸（随意呼吸）は、大脳皮質のはたらきにより調節されています。

さらに、呼吸の状態は、末梢化学受容体（大動脈小体・頸動脈小体）と中枢化学受容体（延髄）で常時モニタリング（PaO_2、$PaCO_2$、pH）されており、体内のモニタリング結果を受けて呼吸を調節するフィードバック機能が備わっています。例えば、体内の $PaCO_2$ が上昇（pH 低下）した際には、化学受容体からのフィードバックを受けて、呼吸回数や 1 回換気量を増やすよう代償的に調節されます。反対に、体内の $PaCO_2$ が低下（pH 上昇）した際には、呼吸回数や 1 回換気量を減らすよう代償的に調節されます。

2 呼吸の駆動：呼吸筋と呼吸補助筋

呼吸は、前述した呼吸を調節する機能に加えて、呼吸筋や胸郭、気道など体外の空気を出し入れするための機能がすべて正常であることで成立しています。本項では、呼吸を駆動するためにもっとも重要な呼吸筋と呼吸補助筋について述べます。

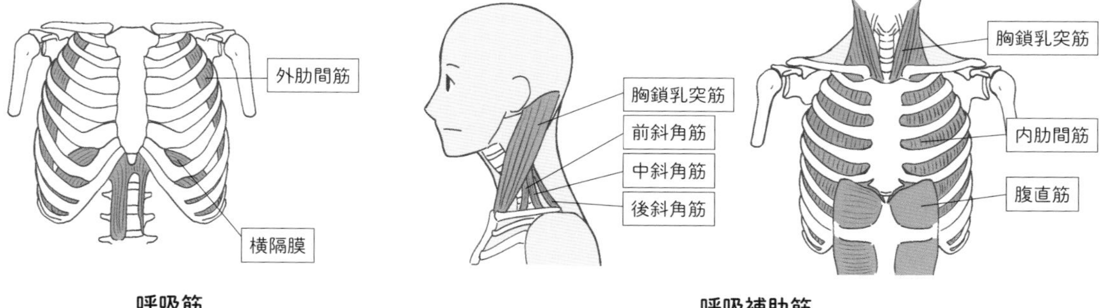

呼吸筋　　　　呼吸補助筋

吸気

呼吸、つまり吸気と呼気を行うときは呼吸筋と呼ばれる筋肉がはたらいています。安静時の吸気は、吸気筋である横隔膜が収縮して腹側に下がるのと同時に、外肋間筋が収縮して左右の肋骨を持ち上げることで胸腔が広げられます。それによって胸腔内に陰圧が生じ、肺内と大気の圧較差で体外の空気が肺内に流入します。

一方、運動や異常時には、これらに加えて呼吸補助筋を収縮させる必要性が生じます。呼吸補助筋の代表は胸鎖乳突筋と斜角筋で、収縮することにより胸骨や肋骨を持ち上げ、十分に胸腔を広げることができます。

呼気

安静時の呼気では、肺と胸壁の弾性力によって胸腔が平衡状態を保つ位置まで自然に戻ろうとするため、呼吸筋はほとんど使用されません。一方、運動や異常時には、腹筋群（腹直筋・内腹斜筋・外腹斜筋・腹横筋など）や内肋間筋を使用して呼気を補助する必要性が生じます。これらの収縮により、胸腔内圧が高まり肺内と大気の圧較差が増えることから、呼気流速を高める（速く息を吐く）ことが可能になります。

努力性呼吸

一般に、呼吸補助筋を使用した呼吸をいいます。上気道狭窄などで患者さんが「吸いづらい（吸気の異常）」状況では、吸気の呼吸補助筋である胸鎖乳突筋を使用した努力性呼吸となり、さらには吸気時間の延長や吸気時の喘鳴などが臨床所見として確認されます。

また、COPD や喘息といった閉塞性肺障害などで患者さんが「吐きづらい（呼気の異常）」状況では、腹筋群を使用した努力性呼吸となり、呼気時間の延長や呼気時の喘鳴が特徴的に現れます。

そのため、吸気時と呼気時における呼吸補助筋の使用状況を注意深く観察することで、異常の原因のアセスメントや治療効果の判断につなげることができます。

呼吸困難

呼吸困難は、一般に「息苦しさ」や「呼吸時の不快な感覚」などで表現される自覚症状です。その発生メカニズムについては、さまざまな感覚受容器が関与しているとの仮説が多く提唱されていますが、いまだ解明には至っていません。発症様式から急性と慢性に分けられ、急性発症の場合では緊急度が高い傾向にあります。

また、呼吸困難の原因は、上気道や肺疾患のみならず循環器疾患、血液疾患、神経筋疾患、精神疾患など多岐にわたるため、慎重なアセスメントが必要になります。MRC 息切れスケールや修正ボルグスケールなどのツールを用いることで、治療効果や悪化の有無を客観的かつ経時的に評価することが可能です。

ポイント

呼吸を駆動するために呼吸筋と呼吸補助筋が重要です。メカニズムを理解しましょう

Column

幸せな低酸素症！？

COVID-19 が世界的に大流行してから 3 年目を迎えました。医療者の皆さんは、「Happy Hypoxia（幸せな低酸素症）」という言葉を一度は聞いたことがあると思います。COVID-19 肺炎を発症して生命維持が困難なほどの低酸素状態にあるにもかかわらず、ほとんど自覚症状がない症例がみられたことからそう呼ばれるようになりました。

この原因としては呼吸中枢や感覚受容器の障害などが考えられていますが、現時点では不明です。われわれ医療者は患者さんの自覚症状のみならず、生体情報モニターや種々の検査結果をもとに病態アセスメントを進めていくことが重要であると再認識するきっかけになったのではないでしょうか。

（生駒周作）

3 ICU ナースに必要な気道管理

1. 気管挿管チューブ固定のポイント

気管挿管チューブの固定位置は気管・気管支の解剖生理が 9 割

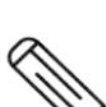

気管挿管チューブの安全な管理は ICU ナースの必須技術です。
どこにどのように挿入されているか、気道の解剖とともに学びましょう。

❶ 理想的な挿管位置を理解する

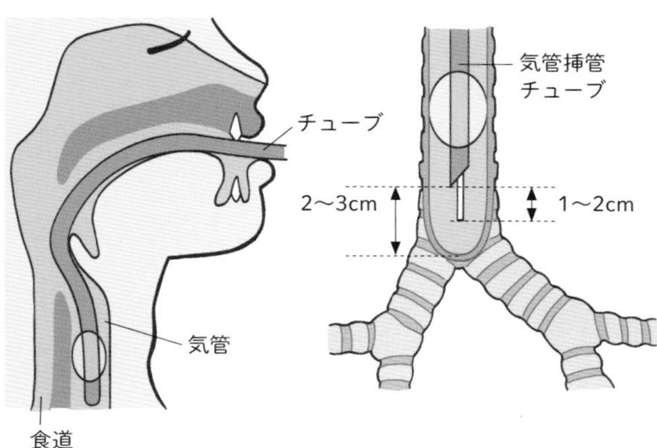

気管の長さは約 10〜13cm です。経口挿管の場合、ほとんどは口唇から咽頭の長さを含め、気管挿管チューブは 20〜30cm を越えない長さで固定されます。しかし、口唇からみた長さは身長や体格によって大きく変わります。

気管挿管チューブは、声門を越えて気管分岐部の手前 2〜3cm ほどの位置にチューブの先端がくることが理想です。判断する方法は X 線撮影が主ですが、最近ではポータブルエコーを使ってカフの位置を目安に判断している施設もあります。

ポイント

理想的な挿管位置は、チューブ先端が気管分岐部の 2〜3cm 程度手前にくる位置です

❷ 誤りやすい挿管位置を知っておく

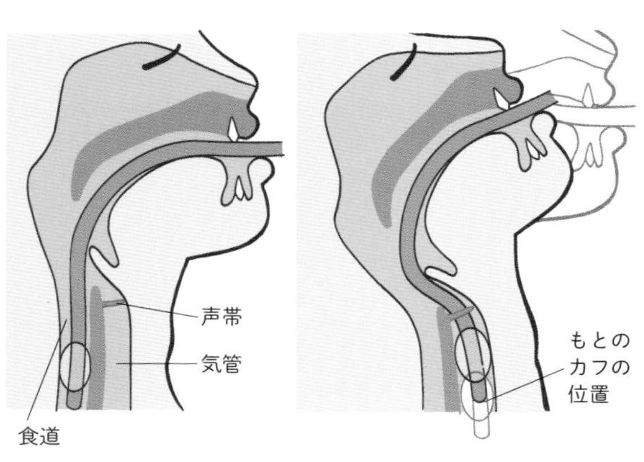

気道と食道は口と鼻の両方からつながっています。咽頭・喉頭を経て気道が体の前面、食道が体の後面に分かれます。挿管チューブは気管に挿入しますが、挿管時は誤って食道に挿入してしまうミスが発生しやすくなります。

また、気管は気管支が左右に分かれており、右の気管支のほうが鋭角です。挿管直後や挿入長を深くした際には、チューブが右気管支に迷入する片肺挿管が起こりやすくなります。

口腔内でチューブがたわみ、頚部の過屈曲や過伸展によるズレから固定位置が浅くなることもあります。

ポイント

「食道挿管」「右気管支への片肺挿管」「固定が浅くなる」ことに注意しましょう

2. 吸引のポイント
安全な吸引は気管の解剖生理が９割

吸引は高頻度で実施する技術です。合併症を起こすことなく安全に実施できるように、吸引時に必要な解剖を学びましょう。

❶ 過度な吸引圧による損傷のリスクを避ける

■気管の断面

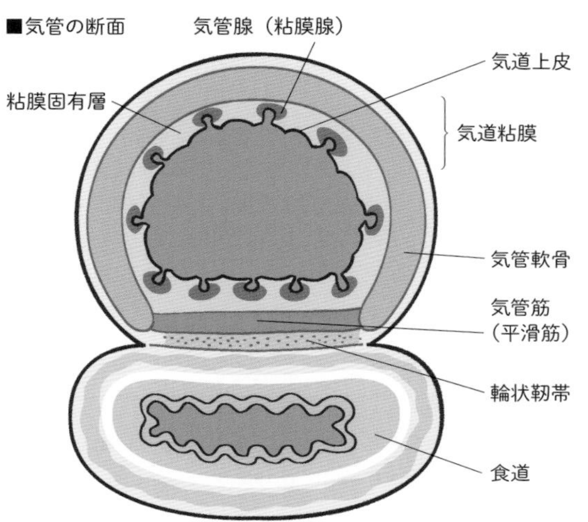

気管は粘膜・平滑筋・軟骨で形成された非常に柔らかい部位です。吸気時の陰圧で気管がつぶれないように、気管軟骨が気管全周の 2/3 程度を覆っています。しかし、左右の気管支では気管軟骨は全周の 1/3 程度となり、吸引圧が高いと損傷する場合があります。

痰は強い圧で吸引すればすべて取れるというわけではありません。気管軟骨を損傷すると、気道粘膜の損傷や不必要な酸素低下を招くおそれもあるため、吸引の際は適正な吸引圧を心掛けましょう。

ポイント

過度な吸引圧は気管軟骨や気道粘膜の損傷、低酸素状態を招くおそれがあります

❷ 吸引カテーテルの先端部がどこにあるか理解する

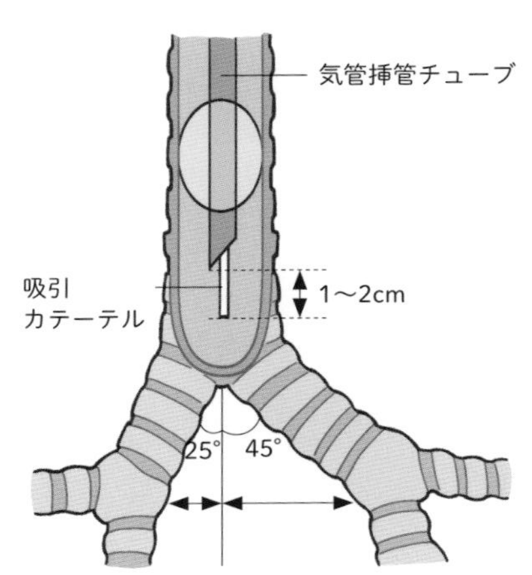

気管の長さは約 10〜13cm であり、右気管支のほうが角度が鋭角です。吸引カテーテルを深く挿入すると、気管分岐部に当たってしまったり、右気管支へ迷入して片肺挿管になることがあります。

気管挿管チューブは気管分岐部から 2〜3cm 程度手前で固定することが推奨されています。吸引カテーテルは、先端部が気管挿管チューブから 1〜2cm 程度出る深さに挿入しましょう。

ポイント

気管分岐部に当たったり、片肺挿管になることがあるので、気管挿管チューブは深く挿入してはいけません

3. 誤嚥予防のポイント
挿管中の誤嚥予防は咽頭～気管の解剖生理が９割

誤嚥予防は挿管中から意識して行うべきですが、
そもそもなぜ食事をしていない挿管中に誤嚥してしまうのでしょうか。

❶ 挿管中の声帯周囲の構造を理解する

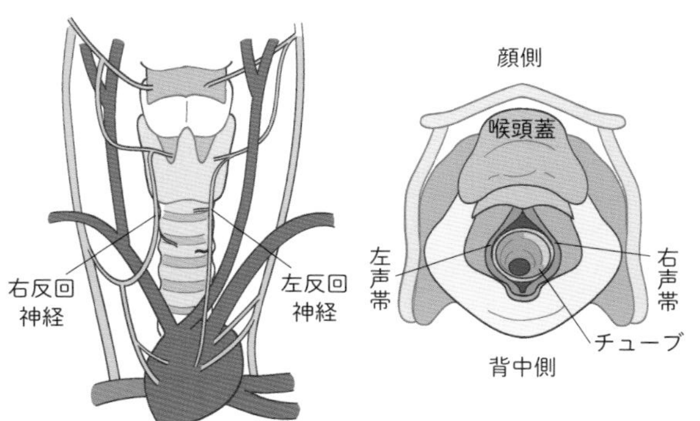

気管の入口にある声帯は、反回神経の支配下で発声をつかさどる器官です。左右で一対となっており、呼吸しているときは開き、嚥下するときは閉じて食物が気管に入らないように防ぐ役割も担っています。

挿管時は、口または鼻からチューブを入れて気管に挿入します。つまり、挿管中は患者さんの声帯が開いたままになっています。そのため、長期間挿管していると反回神経麻痺や嗄声、嚥下機能低下といった障害が発生しやすくなります。

ポイント

挿管中は声帯が開いたままになっているため、誤嚥が起こりやすくなります

❷ 頭部挙上で誤嚥を避ける

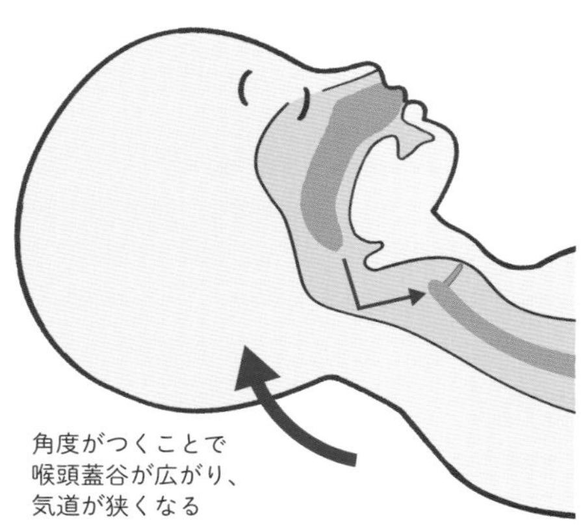

気道は体の前面、食道は後面にあるため、食事介助では頭部挙上や頚部を前屈させることで誤嚥予防を行います。こうすることで喉頭蓋谷が広がって気道が狭まり、食道に食物が流れやすくなるのです。

挿管時は気管にチューブが挿入されていて声帯が閉じられず、気道に唾液や痰が流れ込みやすくなりますが、食事介助と同様に、頭部挙上や頚部を前屈させて食道側を広げることで誤嚥を防ぐことができます。

ポイント

頭部挙上や頚部を前屈して誤嚥を予防しましょう

4. カフ圧管理のポイント
カフ圧管理は気道断面の解剖生理が９割

カフ圧が低すぎたり高すぎたりすると、
どんな影響があるのかを、気道の形をみながら考えていきましょう。

❶ 適正なカフ圧で管理する

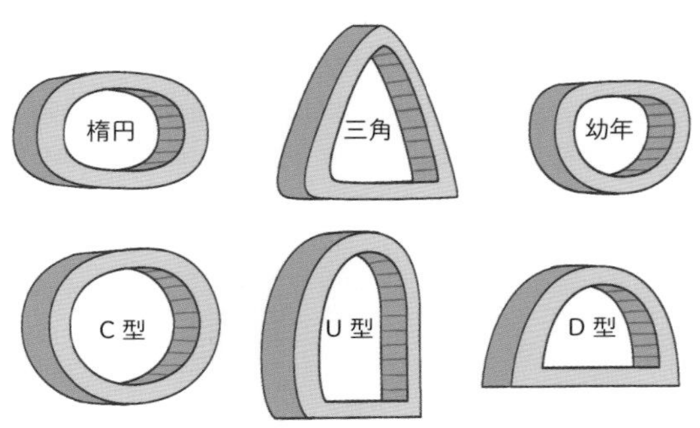

気管にはさまざまな形がある

気道には血管やリンパ管が存在しています。気道に毛細血管圧（30cmH₂O 前後）を超える圧力が加わると血流が途絶え、リンパ管圧（約 20cmH₂O）を超える圧力が加わり続けると浮腫みやすくなります。

気道の形には個人差があることを理解したうえで、カフ圧は 30cmH₂O を超えないようにカフ圧計で測定し、過度な圧を加えないように注意しましょう。カフの目的であるリークの予防や上気道の分泌物減少を実現しましょう。

ポイント

カフ圧は 30cmH₂O を超えないようにしましょう

❷ リークしてしまう場合の対応方法を把握する

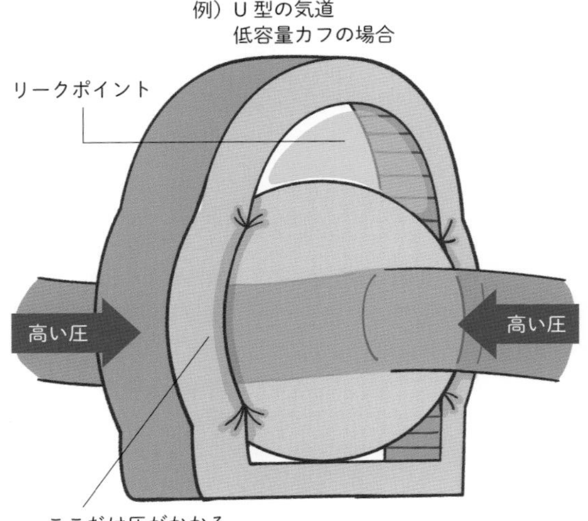

リークする場合にカフ圧を高くするのは適切な対応とはいえません。気道の形状には個人差があるのでカフ圧を高くしてもリークすることがあり、局所的に圧が加わると損傷や肉芽の形成を招くおそれがあるからです。

気管カニューレなら CT で気道の断面を医師とともに確認し、形状によって大容量カフを有するカニューレへの変更を検討したり、挿管チューブであれば挿入位置を見直すほうが、カフ圧を高く管理するより安全に問題を解決できます。

ポイント

カフ圧を上げてもリークする場合は、カニューレ変更やチューブ位置の変更を検討しましょう

（髙原有貴）

4 ICU ナースに必要な肺の知識

1. 呼吸音のポイント

呼吸音の聴診は胸部の解剖生理が 9 割

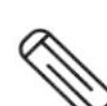

聴診する部位によって呼吸音が変わってきます。解剖を理解することで異常をとらえやすくなるので、しっかり学んでいきましょう。

1 肺胞音と気管支音の違い

口や鼻から吸い込んだ空気は気管を通り、気管支でいくつもの分岐を経て、最終目的地である肺胞まで到達します。空気がそれぞれの部位を通過するときに生じる乱流が「呼吸音」として聴診されます。正常な呼吸音は**気管呼吸音**（下図❶❷）、**気管支肺胞呼吸音**（下図❸❹）、**肺胞呼吸音**（下図❺-❿）に大別され、それぞれの部位で違いがあるため、解剖を理解した正しい聴診技術が求められます。

通常、吸い込んだ空気は分岐を繰り返すにつれて流速が減少するため、呼吸音は末梢にいけばいくほど小さくなるという特徴があります。呼吸音の減弱や消失、あるいは正常時には聞こえない音を認める場合には、副雑音とあわせて何らかの異常ととらえる必要があります。

聴診部位と順序

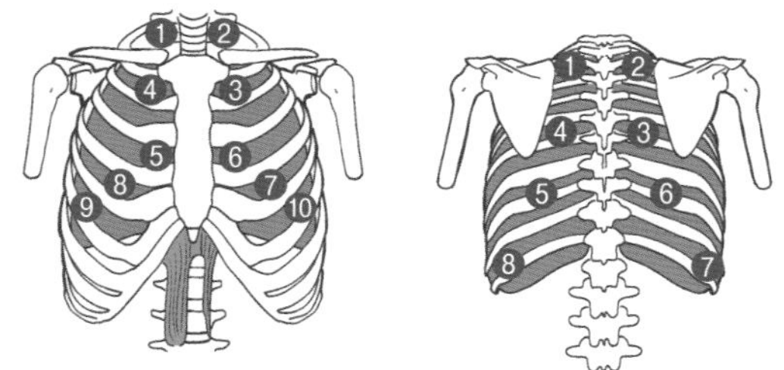

聴診は、上図のように左右交互に各部位で少なくとも一呼吸は行う

呼吸音の特徴

呼吸音	特徴
①気管呼吸音	強く高い音 吸気と比較して呼気で高く長い音 吸気：呼気＝ 2：3
②気管支肺胞呼吸音	①と③の中間音 吸気と呼気で高さと長さが同等の音 吸気：呼気＝ 1：1
③肺胞呼吸音	弱く低い音 吸気：呼気＝ 3：1

2 気管吸引の長所と短所

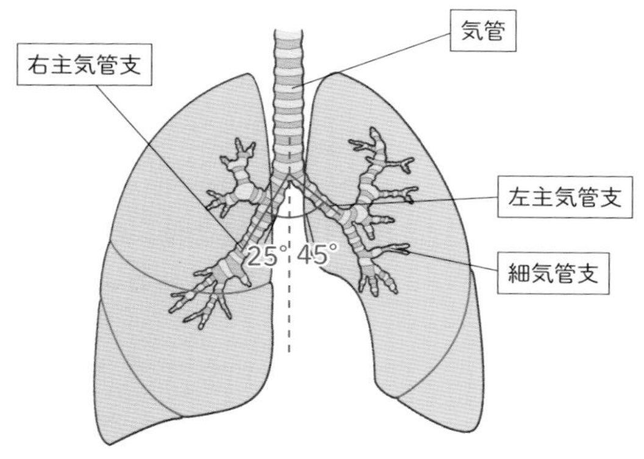

気管は気管分岐部での分岐を始まりとして、末端にあたる肺胞嚢まで 23 回の分岐を繰り返します。気管吸引の目的は、気道の開放性を維持・改善することによって呼吸仕事量（努力呼吸）や呼吸困難感を軽減することと、肺胞でのガス交換能を維持・改善すること[1]です。つまり、気管吸引を適切に実施することで患者さんの気道クリアランスを高め、安楽な呼吸（換気）を提供できるという長所があります。

一方で、短所もあります。気管吸引は、患者さんの苦痛をともなう侵襲的な処置であり、低酸素血症や無気肺、致死的不整脈、徐脈、血圧低下など重篤な合併症のリスクがあります。

そのため、気管支の解剖を理解して吸引の必要性についてしっかりとアセスメントしたうえで、効果的かつ安全に実施することが重要なポイントになります。

Column

吸引を侮るなかれ！患者さんが急変することも……

気管吸引中に心拍数や血圧が上昇することは想像しやすいと思います。これは気管吸引の刺激が交感神経に伝わり、アドレナリンやノルアドレナリンが分泌されることで引き起こされます。また、まれに心筋の酸素需要の増加により致死的不整脈を生じることがあります。

一方、吸引の刺激が副交感神経に伝わると迷走神経反射が生じ、徐脈や血圧低下を引き起こします。他にも、気道内分泌物と同時に気道内ガスを吸引することによる低酸素血症や無気肺などさまざまな急変リスクをともないます。

このように、気管吸引による合併症には咳嗽などの経過観察で改善するものから、致死的不整脈や心停止といったものまで幅広く存在するため、合併症の予防はもちろん、発生時の対応技術の習得が必要になります。

3 換気血流比不均衡

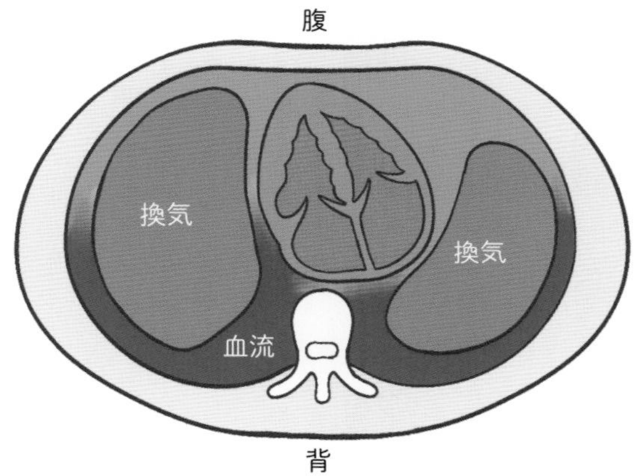

換気血流比不均衡イメージ

低酸素血症の原因は、①肺胞低換気、②拡散障害、③シャント、④換気血流比不均衡の 4 つに大別されます。換気血流比不均衡とは、読んで字のごとく、「換気」と「血流」のバランスが「不均衡（アンバランス）」な状態をいいます。正常な肺では、十分な肺胞換気量と血流量（毛細血管）が確保され、なおかつ、これら 2 つのバランスが保たれることで効果的なガス交換が行われています。一方、異常な肺ではいたるところで肺胞換気量の減少や血流量の減少が生じることでアンバランス状態となり、効果的なガス交換を行うことができません。その結果、低酸素血症を引き起こします。

昨今、世界的な流行をみせている COVID-19 の重症症例においても、炎症や異常な免疫応答を呈する ARDS の病態に加えて、凝固異常にともなう微小血栓の形成などにより重篤な呼吸不全を認めますが、これには換気血流比不均衡が大きく関係しています。

ポイント

換気血流比不均衡など、低酸素血症の原因とメカニズムを理解しましょう

2. 人工呼吸管理中の 3 大合併症
合併症予防は呼吸器の解剖生理が 9 割

❶ 片肺挿管

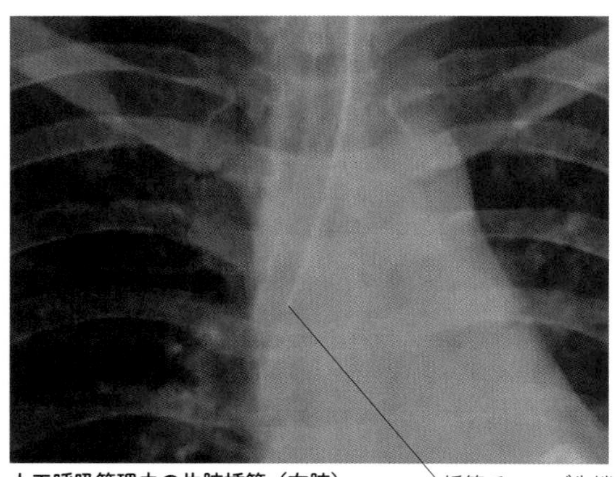

人工呼吸管理中の片肺挿管（右肺）

片肺挿管とは、挿管チューブが本来あるべき場所（気管分岐部から 2〜3cm 程度上方）になく、左右どちらか一方の主気管支に迷入した状態をいいます。右の主気管支は左と比較して太く、角度が小さい（約 25°）ため、片肺挿管はほとんどが右肺で生じます。

気管挿管直後やケア（清拭・マウスケア・体位変換）の直後は、胸のあがり（胸郭挙上）や呼吸音に左右差がないか、また、SpO_2 や人工呼吸器のパラメーターなどに変化がないか確認することが重要です。異常時には胸部 X 線を撮影し、正常な位置に挿管チューブがあるかを確認する必要があります。

❷ 気胸

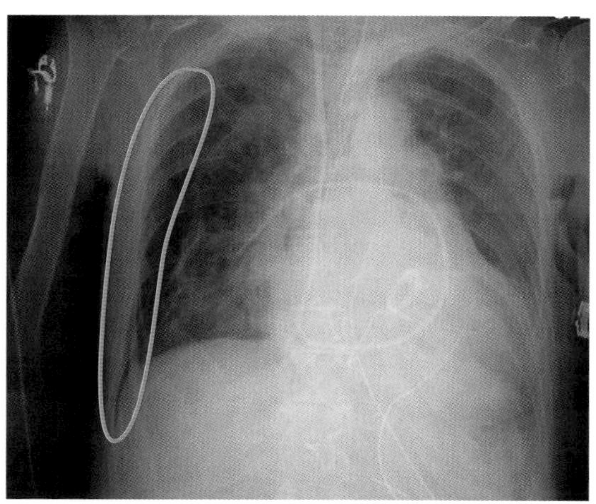
人工呼吸管理中の気胸　deep sulcus sign

気胸とは、「肺に穴が開いた」状態をいいます。何のきっかけもなく自然に発生するものから、外傷性、医原性など原因はさまざまです。重症度や自覚症状についてもそれぞれ異なりますが、人工呼吸器中に発生する気胸として忘れてはならないのが緊張性気胸です。

人工呼吸を必要とする重篤な呼吸不全の患者さんは、炎症などによる肺組織の脆弱性に加えて人工呼吸の陽圧を受けることでしばしば気胸を合併します（VALI：ventilator-associated lung injury〔人工呼吸器関連肺損傷〕）。緊張性気胸を発症すると、胸腔に漏れ出た空気がおもに上下大静脈や心房を圧迫することで心臓へ戻ってくる血液（静脈還流）が減少し、心外拘束・閉塞性ショックの状態となります。極めて緊急性が高い致死的な病態であるため、異常所見を認めた場合には、速やかにドクターコールをして緊急ドレナージ（脱気）を行う必要があります。

❸ 無気肺

無気肺とは肺組織が潰れて（虚脱）肺内の空気が減少した状態をいいます。人工呼吸中の患者さんはベッド上安静の時間が増えることから、重力の影響を受けて気道分泌物が背中側に貯留しやすくなります。さらに、非生理的な陽圧換気により背中側の横隔膜の動きが制限されることもあいまって荷重側肺障害を起こしやすいという特徴があります。これにより、ガス交換能が低下し、呼吸困難や低酸素血症を生じます。

解剖学的にみると、右中葉は気管支の細さ、左下葉は心臓による圧迫、右上葉は気管吸引手技の影響をそれぞれ受けて、無気肺が生じやすい部位として知られています。他にも、脂肪や腹腔内臓器によりFRC（機能的残気量）が減少する肥満患者や全身麻酔によりFRCの減少や線毛運動が低下する術後患者などでは、無気肺の形成に注意が必要です。

ポイント

片肺挿管、気胸、無気肺という3大合併症が起こる仕組みをとらえておきましょう

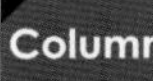

どうしよう……、人工呼吸器のアラームが鳴り止まない

ICUで働いた経験のある人なら誰もが経験のある状況でしょう。人工呼吸器は生命維持装置なので、アラームは重篤な合併症を知らせるサインの可能性があることは言わずもがなです。対応の遅れや見逃しは絶対に避けなければなりません。では、どう対応したら良いのでしょうか。

まずは、必ず応援を呼びます。次に、アラームや低酸素血症の原因検索を行うのですが、ここでぜひ覚えていてほしいのが「DOPE対応」です。DOPEとは、D（Displacement：挿管チューブの位置異常）・O（Obstruction：気道閉塞）・P（Pneumothorax：気胸）・E（Equipment failure：機器の不具合）の頭文字をとったもので、人工呼吸管理中の患者さんに起こり得る重篤なトラブルの主要原因を意味しています。

このように、アラームの原因は「患者側」か「人工呼吸器側」かに大別できます。ジャクソンリースなどを用いて手動式換気（分離換気：患者さんと人工呼吸器を切り離す）を行い、DOPEの順に原因検索を進めることで、患者さんの安全を守りながら問題解決に近づくことができます。

【引用・参考文献】

1) 日本呼吸療法医学会気管吸引ガイドライン改訂ワーキンググループ．気管吸引ガイドライン 2013（成人で人工気道を有する患者のための）．人工呼吸 30（1），2013，75-91．
2) 桑平一郎訳．ウエスト呼吸生理学入門 正常肺編 第2版．東京，メディカルサイエンスインターナショナル，2017，260．
3) Marini,JJ.et al.Management of COVID-19 Respiratory Distress.JAMA.323（22）,2020.

（生駒周作）

5 急激な呼吸不全はなぜ起こるのか

1. 呼吸不全をきたす病態のポイント
呼吸不全の原因把握は肺胞の解剖生理が9割

ICUでは呼吸不全に対し、早急に対応しなければならない場面も少なくありません。なぜ患者さんが呼吸不全をきたしているのか、その原因と特徴について学びましょう。

❶ 呼吸不全の違いを理解する

呼吸不全とは「動脈血ガスの PaO_2、$PaCO_2$ が異常であるため、生体が正常な機能を営めない状態」と定義されています。

動脈血液において、PaO_2 が60mmHg以下の状態で、$PaCO_2$ が正常なものをⅠ型呼吸不全、$PaCO_2$ が45mmHgを超え高値を示すものをⅡ型呼吸不全といい、呼吸不全をきたす病態は以下の表のように分類されます。

PaO_2 と SpO_2 は相関関係にあり、PaO_2 が60mmHgのとき、SpO_2 は90%といわれています。$PaCO_2$ は換気の指標になるのであわせておさえておきましょう。

呼吸不全の分類（文献1を参考に作成）

分類	PaO_2	$PaCO_2$	病態	特徴
Ⅰ型呼吸不全	低下	正常、重度の場合は上昇	シャント	酸素吸入のみでは酸素化の上昇がない
		正常	拡散障害	労作時に酸素化が低下しやすい
			換気血流比不均衡	体位変換が有効な場合がある
Ⅱ型呼吸不全		上昇	肺胞低換気	酸素吸入と同時に換気補助が必要

ポイント

PaO_2 が60mmHg以下の状態で $PaCO_2$ が正常なものをⅠ型呼吸不全、$PaCO_2$ が45mmHgを超え高値を示すものをⅡ型呼吸不全といいます

❷ シャントを理解する

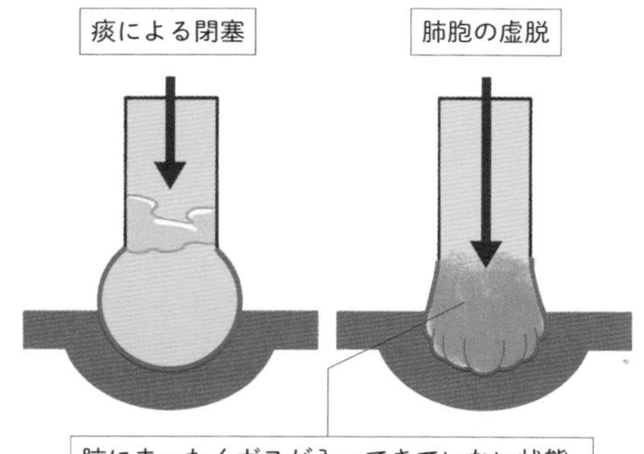
痰による閉塞
肺胞の虚脱
肺にまったくガスが入ってきていない状態。
酸素吸入では SpO_2 は上昇しない

シャントにおけるガス交換障害（文献2を参考に作成）

シャントとは、肺に血流はあるが、呼吸による換気がまったくない状態をいいます。気道や気管支が完全に閉塞してしまうことや、肺胞が完全に虚脱してしまうことが原因で起こります。

酸素吸入を行っても、シャント領域は酸素が血液に届かないので、低酸素血症の改善が見込めません。そのため、シャントの原因を取り除く必要があります。痰などによる気道閉塞では異物の除去、肺胞の虚脱ではドレナージによる排痰ケアやPEEPによる肺胞の開存を行います。

ポイント

シャントでは肺に空気が流れ込まないため、シャント部位が中枢に近いとシャント側の胸郭の動きがみられなくなります

❸ 拡散障害を理解する

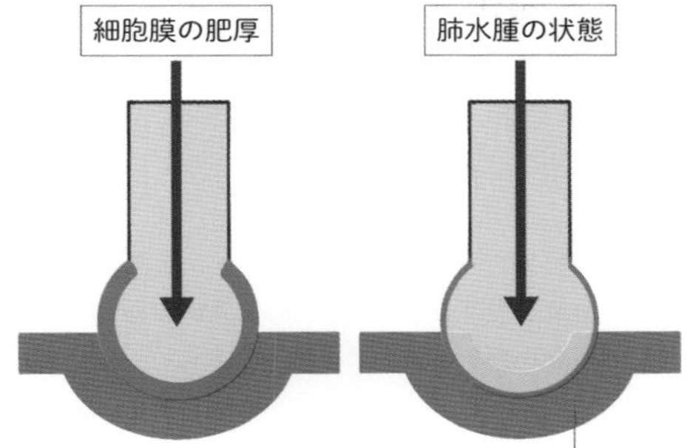

拡散障害におけるガス交換障害（文献 2 を参考に作成）

拡散障害とは、肺と血液との間に異常や障害物があるために、肺から酸素が血液に移行しにくい状態をいいます。

間質性肺炎では炎症や線維化により肺胞壁が分厚くなったり、肺水腫では肺と血管の間に水分が貯留することでガス交換がスムーズに行われなくなります。

また、労作時などで心拍出量が増えて血流が増加すると、血液が肺毛細血管を通過する時間が短くなります。その結果、酸素の受け渡しが不十分なまま心臓へと循環し、低酸素血症をきたしやすくなります。低酸素は酸素吸入で改善できます。

ポイント

労作時などでは低酸素血症が起こりやすいです

❹ 換気血流比不均衡を理解する

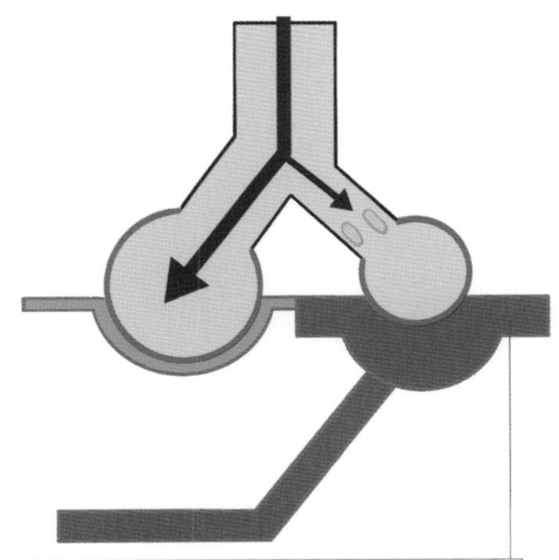

左の肺胞は、換気は良いが血流が少なく、右の肺胞は、換気が悪いが血流が多い。バランスが崩れてしまっている状態

換気血流比不均衡でのガス交換障害（文献 2 を参考に作成）

肺には無数の肺胞があるため、血流は問題ないが換気量が少ない、あるいは換気は問題ないが血流が少ないといった肺胞も存在します。

このような肺胞の割合が増えると、肺疾患がある人はガス交換が適切に行えなくなる場合があります。この状態を換気血流比不均衡といいます。

換気血流比不均衡は酸素吸入で改善しますが、それとともに、血流のある肺の換気を増やしたり、換気できている肺の血流を促して不均衡状態を是正することも重要です。計画的な体位変換や、適切な PEEP をかけることで酸素化の改善を図ります。不均衡になっている部分がどこか、なにが原因なのかをアセスメントすることが重要です。

ポイント

健常者も立位時は、肺尖部は血流に比べて換気量が多く、肺底部は換気に比べて血流量が多く、一定ではありません。バランスが大事だということです

❺ 肺胞低換気を理解する

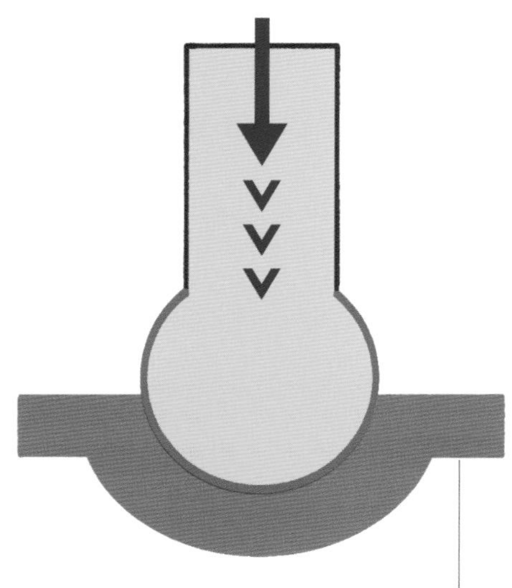
肺胞まで十分にガスが行き来していない状態

肺胞低換気におけるガス交換障害（文献 2 を参考に作成）

肺胞低換気とは、吸気が少ないために必要な酸素を十分に取り込めず、体内の二酸化炭素が排泄されずに貯留していく状態をいいます。

有効な換気には、解剖学的死腔（ガス交換に関与しない鼻腔から終末細気管支までのスペースで、約 150mL）以上の換気量が必要です。そのため、酸素吸入と同時に十分な換気ができるように、NPPV や人工呼吸器を使って換気の補助を行います。

とくに COPD などの閉塞性換気障害の患者さんは慢性的に高二酸化炭素血症の状態であり、高濃度酸素投与のみを行うと CO_2 ナルコーシスが起こって呼吸停止をきたすため、注意が必要です。

ポイント

有効換気量＝１回の換気量－解剖学的死腔量のため、浅い呼吸は換気不十分と考えられます

【引用・参考文献】
1） 田中龍馬訳ほか．ヘスとカクマレックの THE 人工呼吸ブック．東京，メディカルサイエンスインターナショナル，2015，432p.
2） 落合慈之監修ほか．呼吸器疾患ビジュアルブック．東京，学研メディカル秀潤社，2011，397p.
3） 3 学会合同呼吸療法認定士認定委員会．第 26 回 3 学会合同呼吸療法認定士認定講習会テキスト．2021.
4） 一和多俊男．呼吸不全の病態生理．日本呼吸ケア・リハビリテーション学会誌．26（3），2017，422-6.
5） 道又元裕．ICU ディジーズ 改訂第 2 版：クリティカルケアにおける看護実践．東京，学研メディカル秀潤社，2014，317p.

（井上常彦）

PICS（集中治療後症候群：post intensive care syndrome）
解剖生理で語りきれない１割のハナシ

＜PICSってなに？＞

PICSとは、ICUに入室中または退室・退院後に生じる身体・認知・精神の機能障害です。なかでもICU-AW（ICU-acquired weakness）とよばれる左右対称性の筋力低下は、身体機能障害の代表的な症状です。

PICSは患者さんの長期予後だけでなく、PICS-F（post intensive care syndrome-Family）として患者さんの家族の精神状態にも影響を及ぼす可能性があるとされています。集中治療や生命を維持することだけが、ICUで行うべき治療や看護ではありません。ICUに入室している段階から、患者さんと家族が退院後に少しでも早くもとの生活に戻れるよう、当たり前に生活できるよう、支援することが求められます。

＜PICSの予防策は？＞

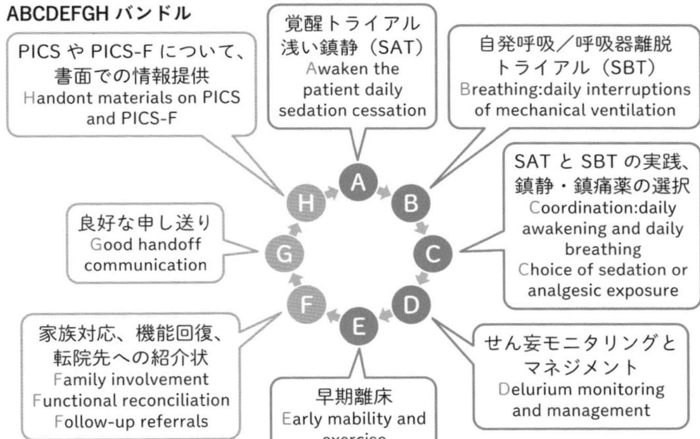

人工呼吸器装着の患者さんのPICS予防として推奨されているABCDEバンドルに、PICS-F予防の観点から家族支援や情報提供の項目「FGH」を加えたABCDEFGHバンドルが予防策として行われています。

また、PADISガイドラインとよばれる「痛み・不穏・せん妄・不動・睡眠」に関する内容も看護師が実践できるケアであり、有用とされています。

Column ABCDEFGHバンドルって実際どうやるの？

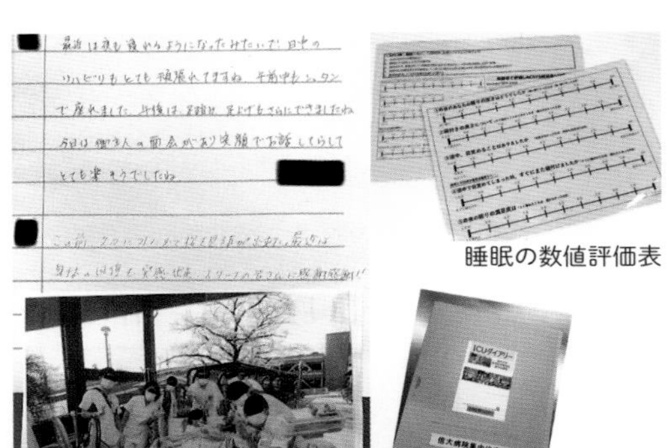

睡眠の数値評価表
スタッフと患者さんが記載する日記

バンドルやガイドラインを知っていても、実際どうすれば良いのかわからなかったり、むずかしく感じる点も多いでしょう。

当院では毎日のカンファレンスで患者さんの病状把握、リハビリ目標設定と評価、家族支援に関して検討しています。PICSに関しては、ICUダイアリーを開始する際に説明を行います。また、患者さんとともに、睡眠の数値評価を毎日行っています。これらを元に精神科リエゾンチームと、せん妄・睡眠に関して介入しています。

（髙原有貴）

6 不動・廃用

1. 不動や廃用が呼吸機能に与える影響
不動や廃用による呼吸機能への影響の理解は解剖生理が９割

医師からの指示で安静臥床が必要な場合もありますが、安静臥床による不利益を学び、早期からリハビリテーションを行う必要性を理解しましょう。

❶ 臥床による換気量の低下

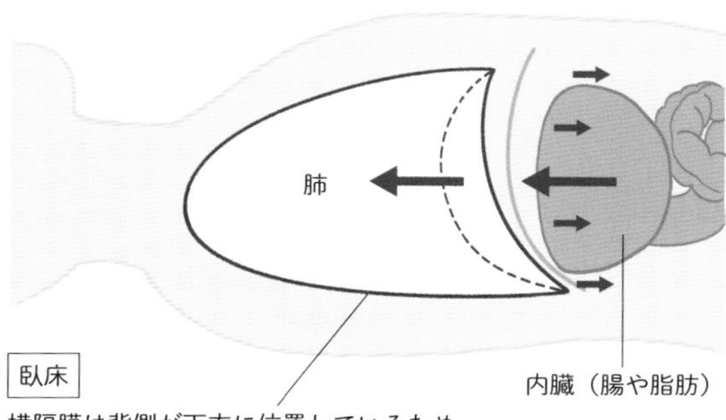

横隔膜は背側が下方に位置しているため、臥床の悪影響を受けやすい

息を吸うときは横隔膜が足側に下がります。臥床すると、腹部臓器やおなかの皮下脂肪で横隔膜が押し上げられるため、横隔膜の下降が制限されて換気量が低下します。さらに肋間筋の稼働も制限されます。これらによって１回換気量、肺活量、機能的残気量（column 参照）が低下します。

ポイント

臥床すると腹部臓器で横隔膜が頭側に押し上げられ、換気量が減ります

Column 機能的残気量とは？

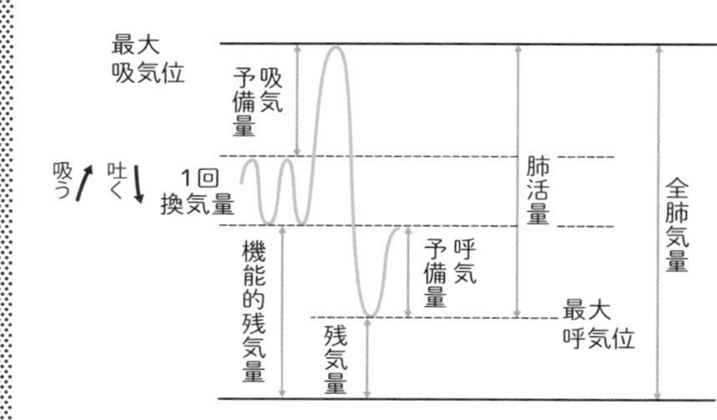

人間は、思いきり息を吐いても気道と肺がぺっしゃんこになる（容量が０になる）ことはありません。気道は軟骨で形成されており、肺胞もすべてはつぶれないからです。また、常に気道、肺胞内に残された空気があるので、息を止め続けてもある程度の時間までは酸素化を保つことができます。

意識して息を吐き出せる量を呼気予備量といい、それでも気道・肺胞内に残った空気を残気量といいます。機能的残気量とは、呼気予備量に残気量を足したものを指します。

❷ 臥床による肺うっ血、下側肺障害、酸素化の悪化

肺うっ血と分泌物が溜まる様子と換気血流比不均衡分布

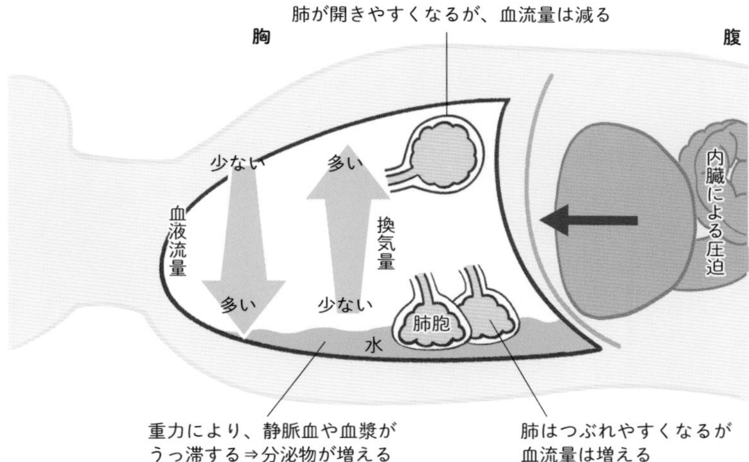

換気量が低下すると、体は不足を補おうとするため呼吸回数が増え、上葉優位の浅く速い呼吸になりがちです。そして下葉、肺底部は肺胞が膨らみにくくなり、虚脱しやすくなります。

また、血液は水分なので臥床が長くなると下に溜まりやすくなります。水平臥位では背側に血液などが移動してうっ滞し、肺うっ血となります。うっ血した肺では取り込む酸素量が減少し、酸素化が低下します。

それ以外にも、重力の影響を受けて分泌物が貯留しやすくなります。分泌物が移動せず固着すると喀出が困難となり、下側肺障害となります。

背側（下側）の肺胞が開かないにもかかわらず血液は下側に流れやすくなるので、呼吸障害の換気血流比不均衡分布となり、酸素化は悪化しやすくなります。

ポイント

長期の安静臥床では横隔膜が押し上げられて肺胞がつぶされてしまうので、１回換気量や機能的残気量が低下し、分泌物の喀出困難につながります

❸ 臥床による筋・骨格系の機能低下

筋肉を使用しなければ、筋力は 1 週間で 10〜15%、3〜5 週間で約 50%も減少します。

これは呼吸筋でも同様です。呼吸は不随意運動であるため、呼吸筋は常に使用されてはいますが、運動などで誘発される深い呼吸や大きい呼吸を行わない状況が続くにつれて、胸郭全体の可動性は低下していきます。胸郭の可動性の低下が進むと、胸郭自体や背骨と接合する肋骨の関節も拘縮し、さらに換気量が低下することとなります。

また、臥床によって活動性が低下すると全身の筋肉を使わなくなるため、咳をする咳嗽力の低下も招きます。

ポイント

長期臥床は、筋肉量の低下や関節の拘縮による胸郭の可動性低下を招きます。それによって１回換気量が低下し、最大吸気量なども低下します

（尋田　覚）

1 心臓の配置と役割

心臓のポンプ機能によって全身に血液が巡ります。心臓はどこに位置し、どのように血液を循環させているのか、図を見ながら学びましょう。

1 体表と臓器から

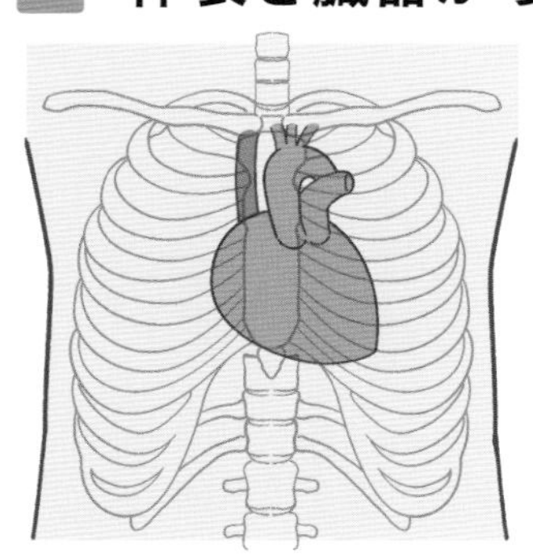

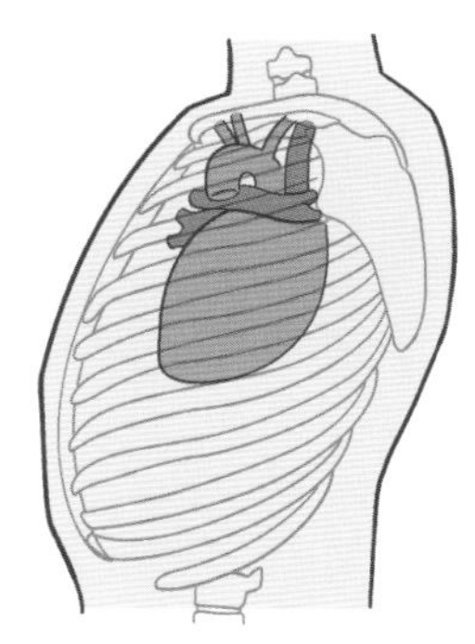

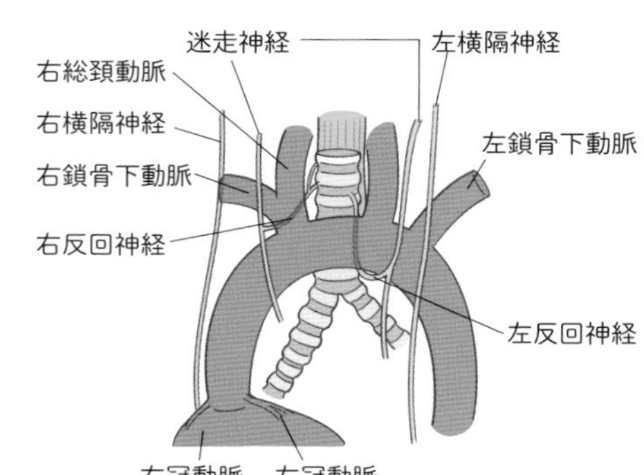

心臓の配置を理解し、検査やケアに活かす

心臓は脊柱や肋骨などの骨格と肺に囲まれているため、体表面からは確認できない臓器です。大きさは握り拳ぐらいで、第2〜第5肋間の高さで胸骨中央からやや左に位置します。

心尖部は体表に近い位置にあるため、心尖拍動として体表から感じることができます。ICUではベッドサイドで非侵襲的に行える経胸壁心エコーで、日常的に心機能などを評価しています。その際は、患者さんの体位を左側臥位にするのが一般的ですが、それは心尖部が胸壁に近づくことで目的部位が描出しやすくなるからです。心臓の解剖生理を理解しておくと、心音聴取、心電図検査などの検査やケアで適切な体位をとる際に役立ちます。

心臓周囲の神経や臓器の障害に注意

心臓から拍出された血液は上行、弓部、下行の大動脈から枝分かれして、全身の末梢動脈に至ります。

胸腔内では、心臓と大血管の周囲に食道、気管支、反回神経や迷走神経などが隣接しているため、心肥大や大動脈瘤によって近傍臓器が圧迫などで障害されると症状が出現します。

例えば反回神経の圧迫は嚥下障害、横隔神経の刺激は吃逆などが起こります。大動脈解離は動脈の枝の損傷を生じることがあり、解離が冠動脈に及べば心筋梗塞の症状、鎖骨下起始部であれば血圧の左右差など部位に応じた症状がみられます。

ポイント

胸腔内にある心臓の配置、大動脈の走行、隣接する臓器をイメージしましょう

2 心臓の役割

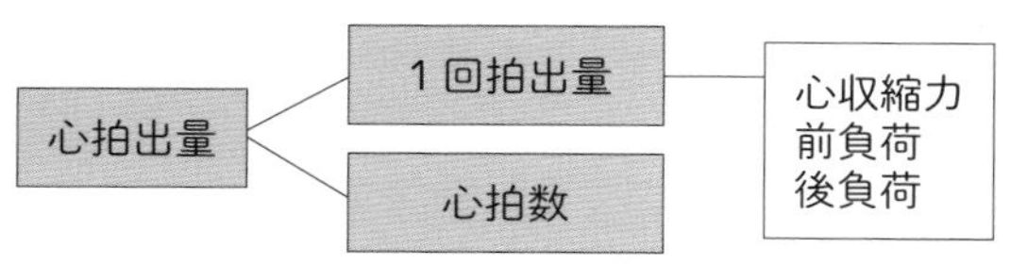
心拍出量
1回拍出量
心拍数
心収縮力
前負荷
後負荷

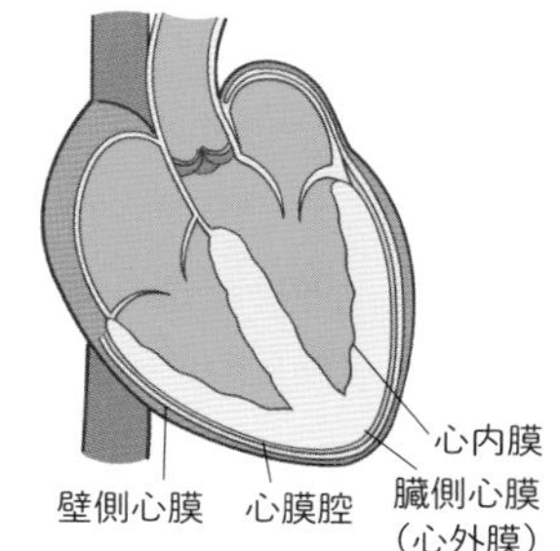

心臓のポンプ機能は心拍出量の要素によって決まる

心臓は全身に血液を送るポンプ機能の役割があります。心臓が収縮と拡張を規則的に繰り返す（心周期）ことで、効率的に血液を全身に巡らせます。心拍出量＝1回拍出量×心拍数という関係式で成り立っており、1回拍出量は前負荷、後負荷、心収縮力によって決まります。

心臓は拡張するときに血液を溜めるため、拡張期の時間が増えると心筋の収縮力が強くなり（Frank-Starlingの法則、p.36参照）、1回拍出量が増えます。逆に、不整脈による心拍動の乱れや高度な頻脈などで拡張期の時間が短縮されると十分な心拍出量が維持できず、全身の血流量が減ることになります。

心タンポナーデの発生機序と危険性

心臓の周りでは、臓側心膜（心外膜）と壁側心膜の間に心膜腔を形成しています。心膜腔には少量の心嚢液があり、心臓が収縮する際に摩擦をなくして動きを潤滑にする役割があります。心嚢液が増加したり、外傷や手術などで心筋の穴から血液が心膜腔に貯留すると心臓が拡張できなくなります（心タンポナーデ）。それによって心臓のポンプ機能がはたらかなくなるため、血液を拍出できなくなりショック状態となります。

ポイント

心臓の役割を維持する要素を理解しましょう

3 加齢による変化

加齢による心臓予備能力の変化（文献1を参考に作成）

	安静時	運動時
心拍数	→	↓
心拍出量	→	↓
1回拍出量	→	→
左室収縮能	→	↓

心臓の老化によって、例えば、心肥大や拡張障害による心不全、弁の石灰化や弁輪の拡大による弁膜症、刺激伝導系の変性や線維化による洞不全、冠動脈の硬化による心筋梗塞などのさまざまな疾患が発生します。

心臓の加齢による変化は個人差もありますが、徐々に進行し慢性的に代償します。また、左室の収縮機能は、安静時には加齢による変化は出現しませんが、運動時に心拍出量が低下します（表）。つまり、心臓の加齢変化は本人が気づきにくいだけでなく、予備能力が低下しているため、感染や手術などの侵襲時に心不全に陥りやすい状態といえます。つまり、老化は心不全の基盤ともいえます。

ポイント

加齢によって心臓の予備能力は低下し、心不全に陥りやすくなります

【引用・参考文献】

1）Lakatta EG & Levy D. Arterial and cardiac aging: major shareholders in cardiovascular disease enterprises: Part II: the aging heart in health: links to heart disease. Review Circulation. 107 (2), 2003, 346-54.

2）塩井哲雄. 心不全・心臓老化と代謝調整. 心臓, 40 (2), 2008, 187-91.

（齋藤　克）

2 弁の機能と障害による変化

1. 弁の配置と役割
心音聴取は弁の解剖生理が９割

弁の位置と役割を知り、
弁の障害によって心臓にどのような変化が生じるのかを理解しましょう。

❶ 血液の逆流を防ぐ房室弁と動脈弁

左心と右心には心房と心室の間に房室弁（僧帽弁と三尖弁）、心室と動脈の間に動脈弁（大動脈弁と肺動脈弁）があり、動脈弁は心臓から全身へ血液を送り出すときに逆流するのを防ぐ役割があります。図はそれぞれの弁の配置と血液の流れを示しています。房室弁を通る血液は心房から心室の心尖部側に流れ、動脈弁を通る血液は心臓より動脈側に向かっています。

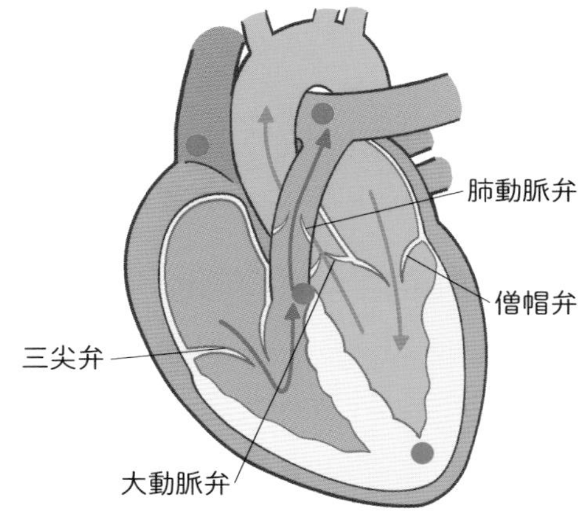

弁の配置と血液の流れ

❷ 心周期における弁の役割

心臓ポンプ（収縮と弛緩）

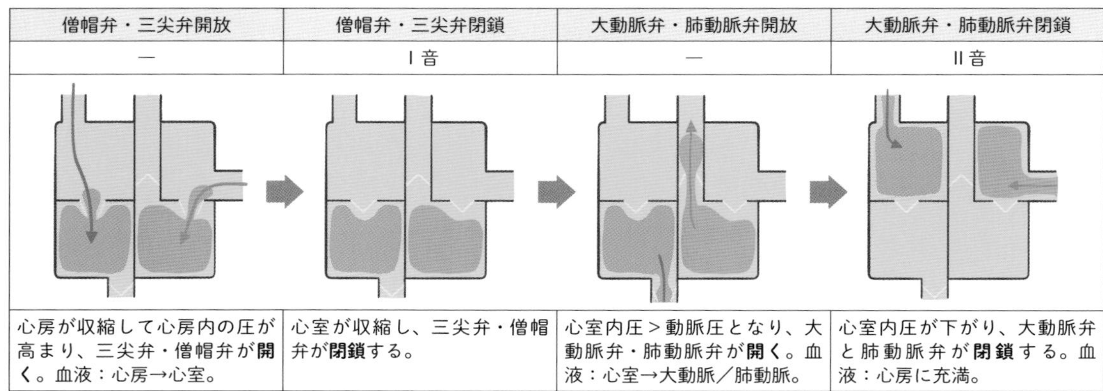

僧帽弁・三尖弁開放	僧帽弁・三尖弁閉鎖	大動脈弁・肺動脈弁開放	大動脈弁・肺動脈弁閉鎖
―	Ⅰ音	―	Ⅱ音
心房が収縮して心房内の圧が高まり、三尖弁・僧帽弁が**開く**。血液：心房→心室。	心室が収縮し、三尖弁・僧帽弁が**閉鎖**する。	心室内圧＞動脈圧となり、大動脈弁・肺動脈弁が**開く**。血液：心室→大動脈／肺動脈。	心室内圧が下がり、大動脈弁と肺動脈弁が**閉鎖**する。血液：心房に充満。

心臓は収縮と弛緩によってポンプ機能を果たしますが、その際に弁がタイミングよく開閉することで血液を効率的に送り出しています。弁が閉じたときに発生する「ドク・ドク」という振動を心音として聴診することができますが、弁の狭窄や閉鎖不全が起こると心音が減弱したり心音以外の雑音が聴診されます。弁の位置と血流の方向を理解しておくことで、心音を聴取するポイントが理解しやすくなります。

ポイント

弁の位置と血流の方向だけでなく心音・心雑音もあわせて理解しておきましょう

2. 狭窄と閉鎖不全による心臓の変化

弁膜症の理解は心臓の解剖生理が9割

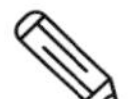

弁の開閉機能の障害によって狭窄もしくは閉鎖不全になることを弁膜症といいます。弁膜症には、急性心筋梗塞による僧帽弁閉鎖不全のように急性に発症するものと、加齢による弁の機能低下のように徐々に発症するものがあることを理解しましょう。

	狭窄	正常	閉鎖不全
開			
閉			
形態的変化			

❶ 弁膜症の部位によって症状が異なり、1つの弁の障害が複数の弁に影響する

大動脈弁の狭窄では、大動脈に血液を駆出できないため心拍出量が低下します。閉鎖不全では、駆出しても逆流してしまうため心拍出量が低下します。心筋に生じる変化として、狭窄では血液を駆出するための負荷がかかり心筋が肥大します。閉鎖不全では血液が逆流することで負荷となり、内腔が拡張します。このように、狭窄なのか閉鎖不全なのかによって、心拍出量低下の機序も、心筋に生じる変化も異なります。

また、僧帽弁の狭窄・閉鎖不全では、左房圧が上昇するために心房細動が発生し、肺循環への影響から肺うっ血、さらには右室負荷から三尖弁逆流（閉鎖不全）を生じます。弁膜症の部位によって症状がさまざまであるだけでなく、弁1つの障害から複数の弁に影響を及ぼします。

❷ 術前後の血行動態の変化を理解する

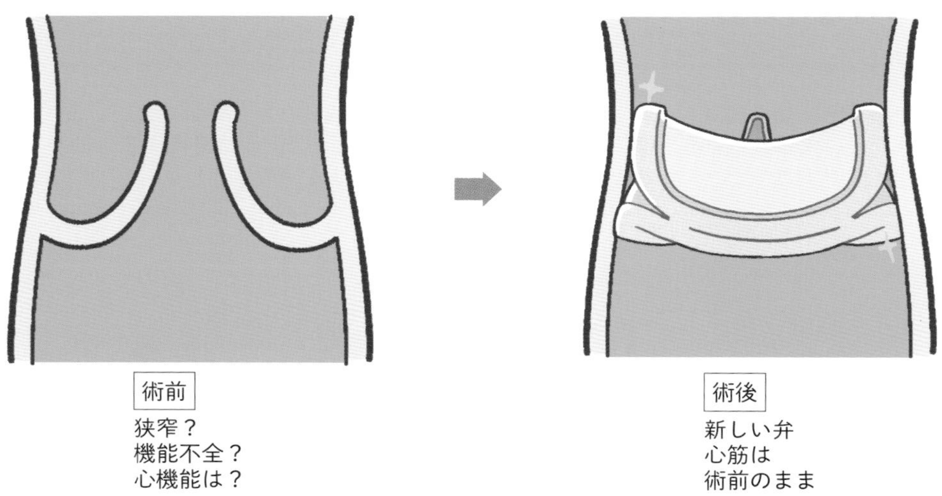

弁膜症に対する外科的手術として、自己弁を修復する形成術や生体弁、機械弁による人工弁置換術があります。最近では経カテーテル大動脈弁植え込み術といった低侵襲な治療も行われています。

これらの手術によって弁は正常に機能しますが、心筋自体は術前の状態のままなので術後すぐには心臓機能は改善しません。また、弁のトラブルが生じるのもICU滞在時期です。もともとの疾患が狭窄か、閉鎖不全か、術前の心機能はどうかなど、術前後で血行動態が変化することを理解して術後のプランを考えていく必要があります。そのためには、前負荷・後負荷、リモデリング（p.37参照）の理解が必要となります。医師と相談のうえ、適切な循環管理をしていきましょう。

ポイント

弁膜症と心臓の変化を理解して、術後管理をしていきましょう

（齋藤　克）

3 体循環・肺循環と心不全

1. 心不全の種類
心不全の理解は体循環・肺循環の解剖生理が９割

ICU の心不全患者さんは全身にさまざまな症状をきたしています。
急激に重症化する心不全のメカニズムを理解しましょう。

❶ 体循環と肺循環

心不全を理解するには、まず体循環と肺循環を学びましょう。全身に血液を送り出すのが体循環です。血液は左室から動脈を通って各組織に酸素と栄養を供給し、静脈系から右房に流れます。肺循環は、静脈血が右室から肺動脈を通って肺でガス交換し、動脈血となって肺静脈から左房に流れます。

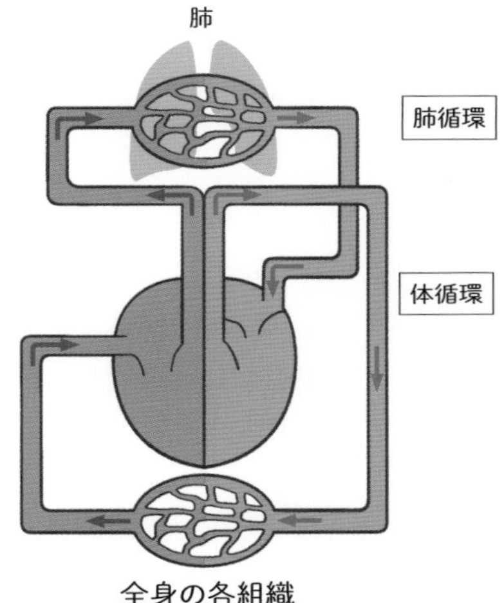

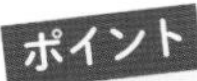

体循環と肺循環の違いを理解しましょう

❷ 左心不全

左心不全は、左室の心拍出量が低下するため全身に血液を送り出せず、体循環に大きな影響を及ぼします。臓器への血流が低下することで、腎臓であれば乏尿、末梢であればチアノーゼ、脳であれば意識障害など虚血する臓器に応じた症状が出現します。また、心拍出量の低下によって肺循環では肺に血液が停滞するため、肺うっ血として呼吸困難、肺野の水泡音などの症状が出現します。

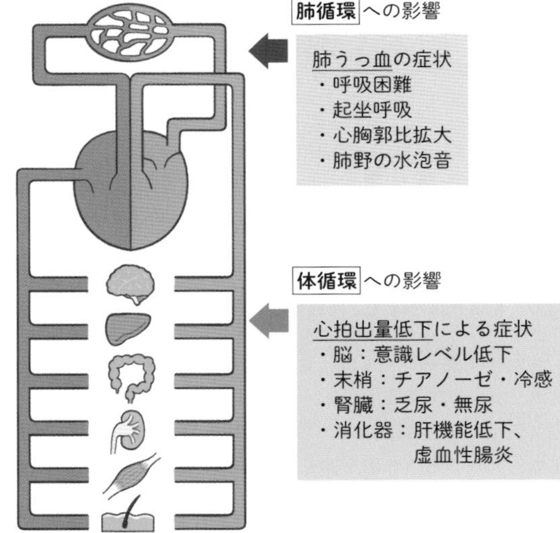

ポイント
左心不全の症状は、心拍出量低下と肺うっ血の視点から理解しましょう

❸ 右心不全

右心不全は、体循環の血液が右房に戻れないため全身の静脈圧が上昇し、体静脈がうっ血します。その結果、浮腫、頚静脈怒張、肝うっ血、胸水、腹水、体重増加などの症状が出現します。

左心不全による肺うっ血から右心不全が続発することで両心不全に至ります。ICUには重症の患者さんが入室するため、すでに両心不全になっていることも多いでしょう。

右心不全が重度になると右室からの血流が減少し、左心不全による肺うっ血は目立ちません。ただし、心拍出量は大きく減少し、低心拍出量症候群（LOS）の状態ですので注意が必要です。

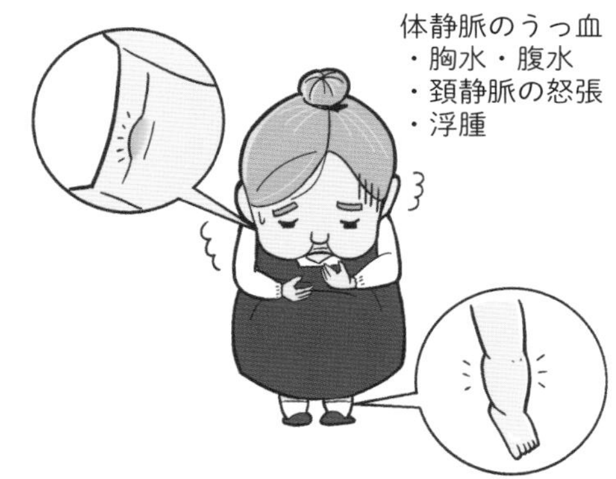
体静脈のうっ血
・胸水・腹水
・頚静脈の怒張
・浮腫

ポイント
右心不全の症状は、静脈系のうっ血として理解しましょう

❹ 急性心不全

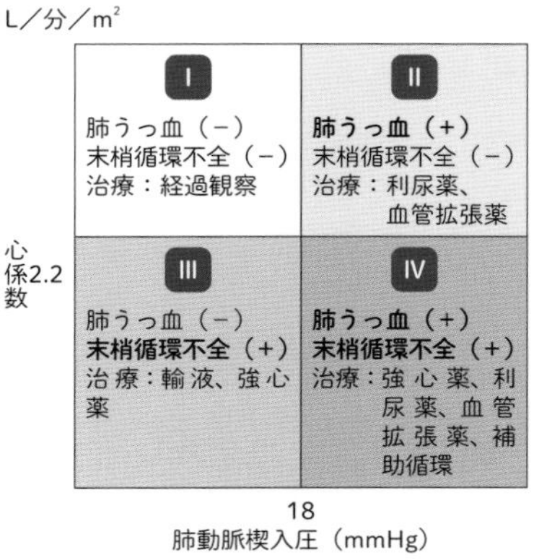

L／分／m²

	Ⅰ	Ⅱ
	肺うっ血（−） 末梢循環不全（−） 治療：経過観察	**肺うっ血（+）** 末梢循環不全（−） 治療：利尿薬、血管拡張薬
心係数 2.2	Ⅲ	Ⅳ
	肺うっ血（−） **末梢循環不全（+）** 治療：輸液、強心薬	**肺うっ血（+）** **末梢循環不全（+）** 治療：強心薬、利尿薬、血管拡張薬、補助循環

18
肺動脈楔入圧（mmHg）

Forrester 分類

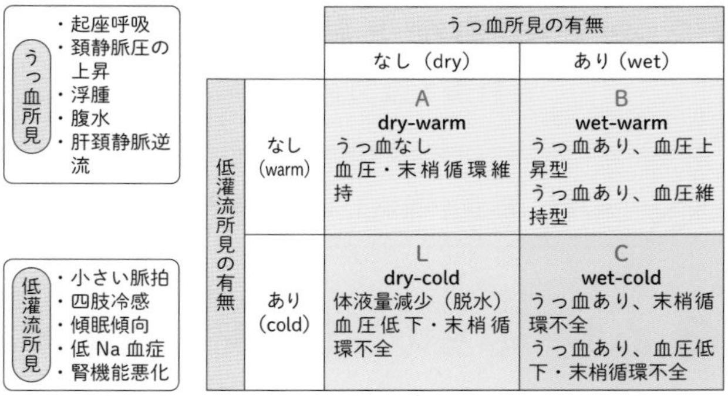

うっ血所見
・起座呼吸
・頸静脈圧の上昇
・浮腫
・腹水
・肝頸静脈逆流

低灌流所見
・小さい脈拍
・四肢冷感
・傾眠傾向
・低 Na 血症
・腎機能悪化

		うっ血所見の有無	
		なし（dry）	あり（wet）
低灌流所見の有無	なし（warm）	A **dry-warm** うっ血なし 血圧・末梢循環維持	B **wet-warm** うっ血あり、血圧上昇型 うっ血あり、血圧維持型
	あり（cold）	L **dry-cold** 体液量減少（脱水） 血圧低下・末梢循環不全	C **wet-cold** うっ血あり、末梢循環不全 うっ血あり、血圧低下・末梢循環不全

Nohria-Stevenson 分類

血行動態が急激に悪化した状態を急性心不全といいます。強心薬の投与や IABP（大動脈内バルーンパンピング）、PCPS（経皮的心肺補助装置）を使用するような ICU の心不全患者さんは、全身にさまざまな症状が出現していても、もっともつらい症状だけを訴えたり、訴えられないほど重症であったりします。重症度判断には、スワンガンツカテーテルによる Forrester 分類や、臨床所見から判断する Nohria-Stevenson 分類、肺音の聴診による killip 分類などがあります。

急性心不全では、心不全症状の改善と、心不全に至った原因の判断と治療を並行して行う必要があります。いずれにせよ、解剖生理を理解して、心不全の病態を身体所見から判断し、その後の治療や症状の予測に結びつけられるようにしましょう。

ポイント

急性心不全による症状と、その後の予測を解剖生理から理解しておきましょう。

【引用・参考文献】

1） Forrester, JS. et al. Medical therapy of acute myocardial infarction by application of hemodynamic subsets (second of two parts). N Engl J Med. 1976, 295, 1404-13.

2） Nohria, A. et al. Clinical assessment identifies hemodynamic profiles that predict outcomes in patients admitted with heart failure. J Am Coll Cardiol. 2003, 41, 1797-804.

（齋藤　克）

4 心房・心室：前負荷と後負荷

1. 前負荷と後負荷

前負荷と後負荷の理解は心房・心室の解剖生理が９割

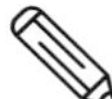

心臓の形態や機能を知り、循環管理に必要な知識を学びましょう。

❶ 心房・心室の役割や配置の違い

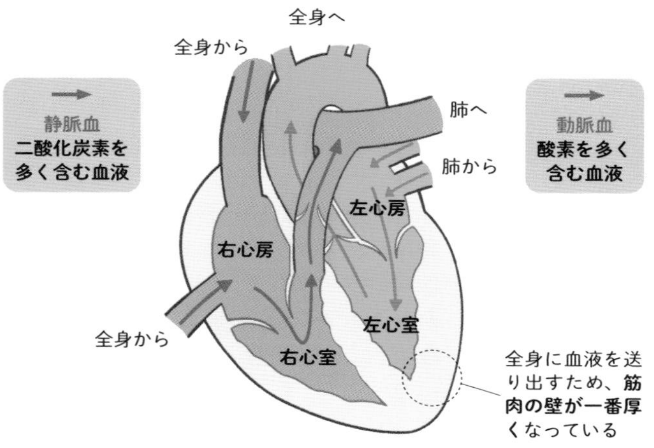

動脈血
酸素を多く含む血液

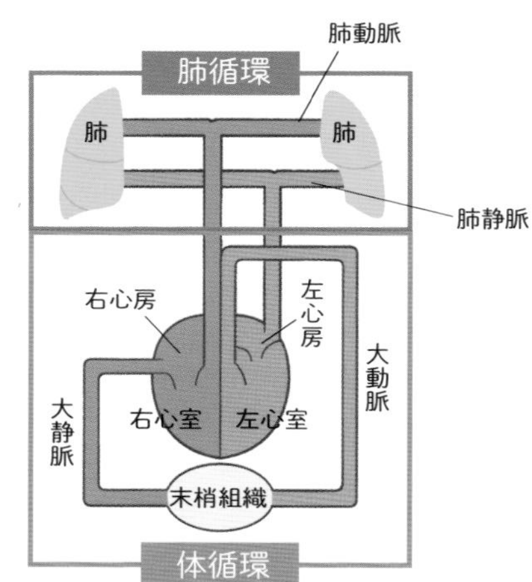

心臓は左右の心房と心室の４つから構成されています。右心系は右心房と右心室からなり、肺循環へ血液を供給しています。左心系は左心房と左心室からなり、体循環へ血液を供給しています。

心房は血液を受け入れて心室内へ血液を充満させる役割があり、心室は血管へ血液を送り出す役割があります。心房と心室は心筋で構成されており、心室は血管系へ血液を送り出すポンプ機能を果たしているため、心房より心筋が厚く形成されています。さらに、体循環は高い圧力が必要になるため、右心室より左心室のほうが心筋が厚く形成されています。

ポイント

心房と心室はそれぞれ役割が異なり、部位により心筋の厚さが異なります

Column

Frank-Starling の法則

Frank-Starling の法則とは、心筋の伸展（前負荷）が大きいほど心収縮力が増強するという法則です。心機能が正常であれば、生理的な範囲の前負荷が増えることで１回拍出量や心収縮力が増加します。しかし、心機能が低下している場合などは、前負荷が増えても１回拍出量は増加しません。一方で、心機能が正常であっても、適切な前負荷がなければ１回拍出量が減少することを、この法則から理解しておく必要があります。

❷ 前負荷・後負荷とは

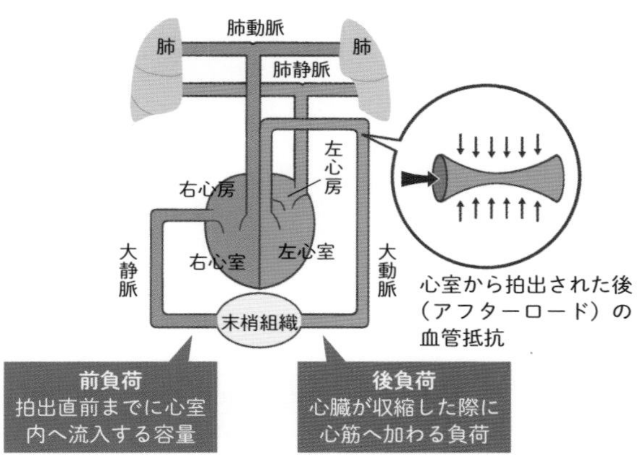

前負荷とは、収縮直前の心筋が伸展される負荷を指します。心室においては、拍出する直前の心室容積がこれに相当します。つまり、心室内の拡張末期容積が多ければ心筋が大きく伸展され、前負荷が大きいということになります。

後負荷とは、収縮した際に心筋へ加わる負荷を示します。心室においては、拍出した際に加わる大動脈圧や末梢血管抵抗などがこれに相当します。つまり、心室から拍出された後（アフターロード）の血管抵抗などが高ければ、後負荷が大きいということになります。

ポイント

心臓の前負荷や後負荷となる要因を理解することが、適切な循環管理につながります

❸ 心臓が代償されている状態とは

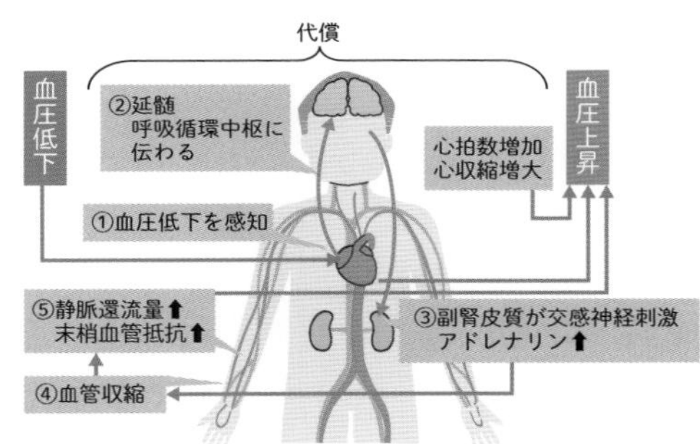

なんらかの原因で心機能が低下した場合、代償機構がはたらきます。この代償機構には、おもに交感神経系の活性化によるものとレニン - アンギオテンシン - アルドステロン（RAA）系の活性化などによるものがあります。

交感神経系が活性化すると心拍数が増加し、RAA 系が活性化すると血管の収縮や体内への水分貯留などが行われて循環血液量を維持しようとします。しかし、このような代償機構による反応は前負荷・後負荷を増加させることへつながり、結果として心臓への負荷も増大します。また、代償機構の限界を超えれば心機能が破綻した状態（急性心不全または急性増悪）となります。

ポイント

心機能が低下した場合には、血行動態を維持しようとして代償機構がはたらきますが、長期に及ぶ場合は反対に心臓への負荷が増大します

Column

心臓のリモデリング

心臓は容量負荷や圧力負荷に対して形態を変化させて代償をします。これを心臓のリモデリングといいます。容量負荷が大きければ心室の拡張、圧力負荷が大きければ心筋の肥大をきたします。

（座間順一）

5 収縮と拡張、血圧

1. 血圧のポイント

血圧の把握は心臓の解剖生理が９割

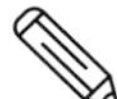

心臓の収縮と拡張が血管へ与える影響について理解し、血圧との関連について学びましょう。

❶ 収縮と拡張、血圧

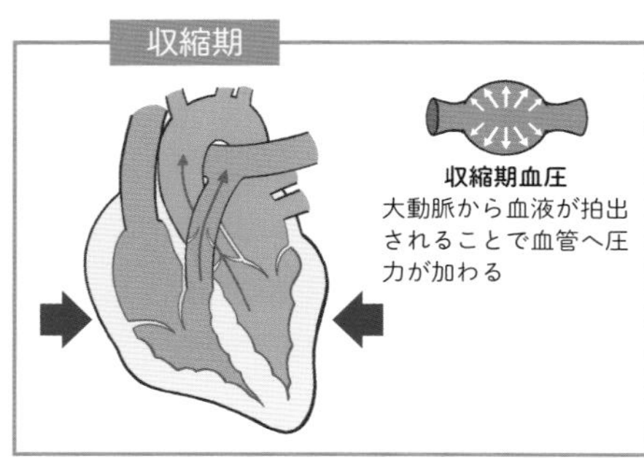

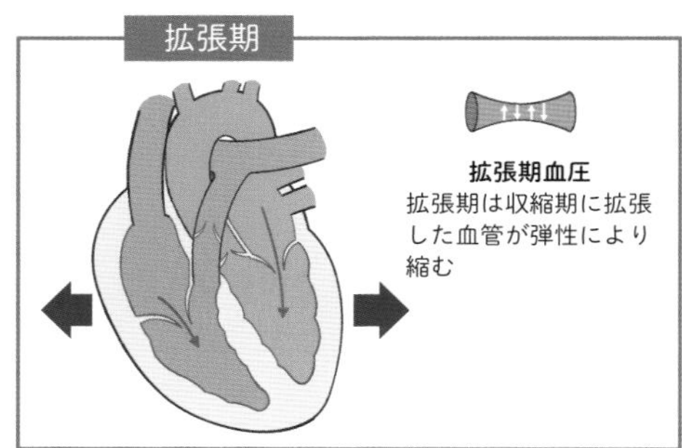

収縮期、拡張期のどちらにおいても、血管には常に一定の圧力が加わっている。

心臓の収縮期は血管に血液が拍出されるため、血管への圧力がかかり血管が拡張します。反対に心臓の拡張期には、拡張された血管が弾性収縮力によって縮むことで、血液は末梢へ供給されます。つまり、収縮期、拡張期のどちらにおいても血管には常に一定の圧力が加わっています。この圧力を反映しているのが、平均血圧です。平均血圧は臓器への灌流を反映しているとされており、重要な指標のひとつです。

ポイント

血圧は収縮期血圧だけでなく平均血圧の観察が重要です

【引用・参考文献】
1） 古川哲史監修．ぜんぶわかる心臓・血管の辞典．東京，成美堂出版，2018，49.
2） 前掲書 1）．14-5.
3） 内野滋彦．収縮期血圧と平均血圧“90”って何．INTESIVIST．3（1），2011，280-1.

（座間順一）

6 刺激伝導系

1. 刺激伝導のシステムと不整脈

不整脈の理解は刺激伝導系の解剖生理が９割

刺激伝導系の解剖を知ることは、不整脈のメカニズムを把握するために必須です。まずは基本的な刺激伝導のシステムから学んでいきましょう。

❶ 刺激伝導系の解剖を理解する

心筋収縮は、右心房にある洞結節からの指令を刺激伝導系が心筋全体に伝えることによって起こります。洞結節から出された刺激は右心房から左心房にかけて徐々に広がっていきます。右心房を伝ってきた刺激は房室結節からHis束を通じて心室側に伝導されますが、これらは右脚・左脚からプルキンエ線維を介して両心室に素早く伝導されます。

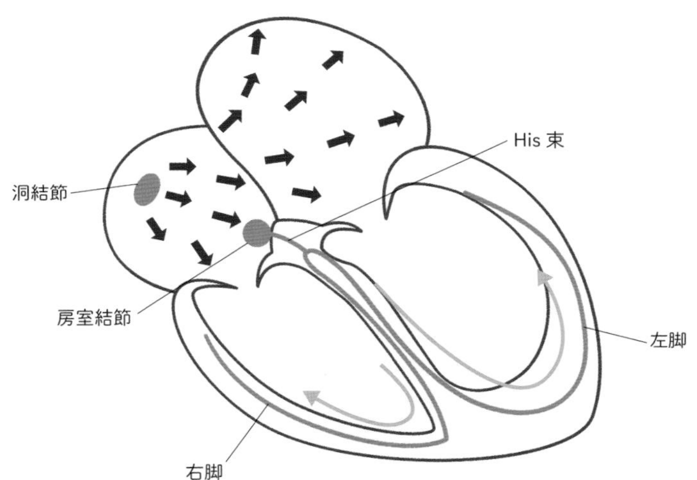

ポイント

刺激伝導系の流れを理解しましょう

洞結節→心房内を伝導→房室結節→ His 束→右脚／左脚→プルキンエ線維

❷ 調律〜ペースメーカーを理解する

心臓の調律を作り出す、つまりペースメーカーの機能は洞結節にあります。洞結節から作り出された調律で、洞調律です。しかしなんらかの異常によりこの洞結節が機能しなくなってしまうと心臓が動かなくなってしまいます。このため、人の心臓は洞結節がうまく作動しなくなった場合のバックアップを備えています。このバックアップ機能は何段階かに分かれています。上から順に「心房」「房室接合部（房室結節）」「心室」となり、それぞれ由来の調律を作り出すことが可能です。

あくまでも補助として機能するように、それぞれ下流になるごとに調律頻度、つまり心拍数を低めに設定するようにできています。

なお、上流の調律機能が落ちて下流のものがバックアップをする調律を「補充調律」といいます。

❸ 不整脈とはなにか？　どこ起源かで理解する

それぞれの生体ペースメーカー（調律）が機能しない場合や、過剰に機能してしまう場合に不整脈が出ます。

調律異常が過剰に反応する場合は「頻脈性不整脈」、うまく作動しない場合や次の伝導につながらない場合は「徐脈性不整脈」が出現します。過剰に反応することを「細動」とか「粗動」といいますし、単発で異常な調律が出た場合には「期外収縮」とよばれます。

	過剰になるもの	機能不全／ブロック
洞結節	洞性頻脈	洞機能不全（Sick Sinus Syndrome）
心房	心房細動 心房粗動 PSVT（AVRT）	
房室結節	PSVT（AVNRT）	房室ブロック
心室	心室頻拍 心室細動	脚ブロック

頻脈性不整脈では、過度な頻脈により心臓がカラ打ちしてしまう可能性があり、レートコントロールが重要です。薬剤や電気ショックによりいったんリセットし、洞調律化を目指すこともあります。

徐脈性不整脈で心拍数が減ると、心拍出量も減少します。すると脳や腎臓への血流が保てなくなり、意識が朦朧としたり尿量が減る可能性があります。逆に心拍数が増えると、収縮時間を確保するために拡張時間が短縮されます。すると、心室へ十分に血液を溜め込めないまま収縮せざるをえないので、空打ちのポンプ状態となり、心拍出量が減ります。

徐脈・頻脈にかかわらず、不整脈によって意識障害を呈したりすぐに治療が必要な不整脈を致死性不整脈といいます。

Column

人工ペースメーカー

徐脈性不整脈のように生体由来のペースメーカー（調律）が作動しない場合には、人工ペースメーカーを留置する適応となります。人工ペースメーカーでは心房または心室、もしくは両方に「リード」とよばれる電線を留置して、心臓からの電気刺激を感知したり、逆に電気刺激を行うことで人工調律を作り出します。患者さんのどこに異常が起こったのかを考えれば、リード位置や設定を理解しやすくなります。

1文字目	刺激を行う部位を示す	A：心房　V：心室　D：心房と心室の両方
2文字目	自己波（心臓のペースメーカーの刺激）を感知する部位を示す	A：心房　V：心室　D：心房と心室の両方　O：感知しない
3文字目	自己波を感知したとき、刺激を行う部位はどう反応するかを示す	T：強制ペーシング　I：抑制（ペーシングしない）　D：両方　O：反応しない

一般的にはAAI、VVI、VDD、DDDなどの設定が主となります。それぞれリードが置いてある位置・解剖から理解しましょう。

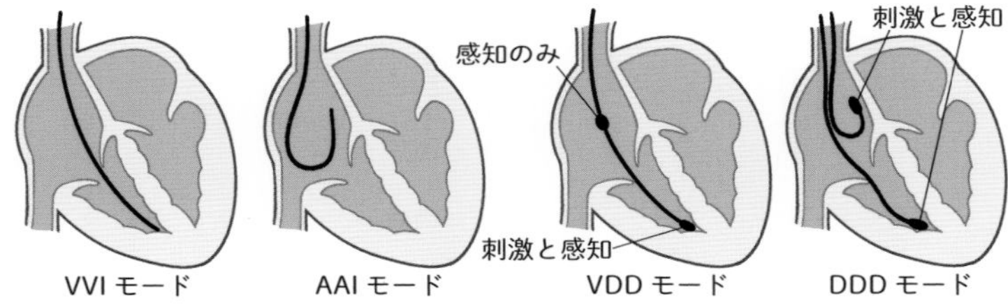

AAI：心房にリードを留置するものです。心房における異常、とくに洞結節の異常（洞機能不全）で適応となります。

VVI：心室にリードを留置するものです。心房にはリードを置きませんので、心房で何が起こっているかは無視し、直接心室を動かす設定です。房室結節の伝導が障害される房室ブロックで使用されますが挿入方法がシンプルなので、一時ペーシングとしてよく用いられます。

DDD：心房・心室それぞれを感知し、作動するペースメーカーです。心房・心室それぞれを感知し、作動させることができるため、状況に応じてそれぞれを使い分けたり、同調させたりとさまざまなことが可能です。「①心房波を感知しなかったら心室ペーシングをする」「②心房波を感知して心室波を感知しなかったら心室ペーシング（これを同期という）する」「③心房波を感知して心室波を感知したらペーシングしない」という3つの役割がある、いうならば「臨機応変設定」といえます。

（白石拓人）

7 冠動脈

1. 冠動脈のポイント
心筋梗塞の理解は冠動脈の解剖生理が９割

冠動脈は心筋に酸素を送り届ける燃料系！
冠動脈（の幹）の走行と心電図の視点がマッチしているから責任血管を推測できます。

❶ 冠動脈の位置を把握する

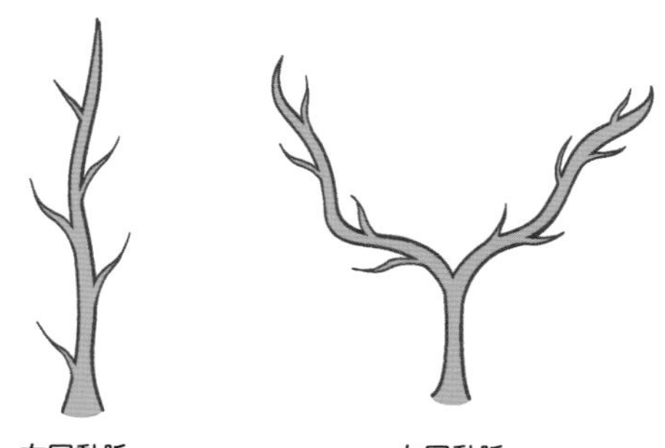

右冠動脈は幹が１本、左冠動脈は幹が２本に分かれている

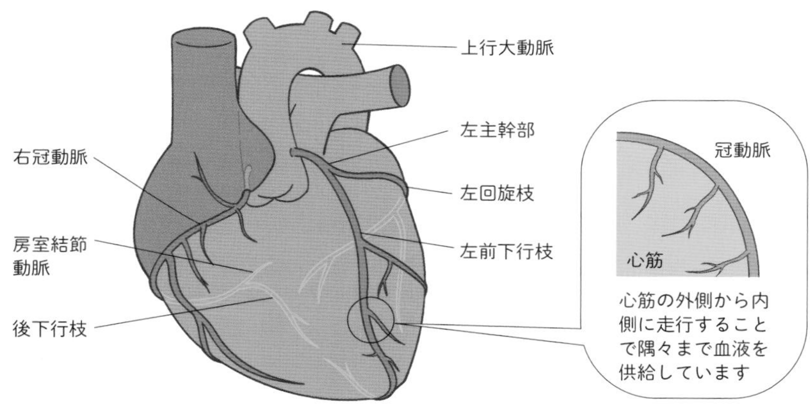

冠動脈は、大動脈にあるバルサルバ洞とよばれる入り口から心筋の隅々まで血液を送り届けるための血液の通り道（血管）です。冠動脈の血液はおもに拡張期に流れ込みます。

冠動脈は右と左に1本ずつあり、木のように幹の部分と枝の部分に分かれています。右の冠動脈は幹が1本ですが、左の冠動脈は2本の幹に分岐し、それぞれの幹からは枝が出ています。AHA の分類では seg.1-seg.15 まであります。それぞれの血管は心筋の外側から内側に向かってほぼ直角に走行しています。

ポイント

seg1〜4 は右冠動脈、seg6〜10 は左前下行枝、seg11〜15 は左回旋枝、seg5 は左主幹枝（左冠動脈の根元）。幹だけ覚えましょう

❷ 冠動脈の閉塞と心筋梗塞の心電図波形の推移

右冠動脈は右室や中隔、下壁を栄養しており、左前下行枝は左室前壁、左回旋枝は左室の左側壁や後壁、下壁を栄養しています。左冠動脈主管部は左前下行枝と左回旋枝に分かれる手前の幹なので、ここが閉塞したら左の冠動脈の血流全体が途絶えてしまいます。また、右冠動脈は刺激伝導系を栄養しているので、閉塞すると徐脈になることがあります。

急性心筋梗塞の心電図は、超急性期にはT波が高くなります。急性期にはＳＴが上昇してから異常Q波が出現し、だんだんR波が低くなってやがて消失し、ＱＳパターンになります。急性心筋梗塞の心電図波形はダイナミックに変化します。

		極早期		急性期	亜急性期		
	梗塞前	発症直後〜数時間		数時間〜24 時間以内	2 日〜数日	1 週間	数カ月〜
V4-V5 などＲ波の大きな誘導							
V1、V2 など R 波の小さな誘導							
		ST 上昇 T 波増高 R 波減高	さらに ST 上昇、R 波減高	**異常 Q 波**出現	**冠性 T 波**出現 ST 上昇改善	ST はほぼ基線へ戻る 冠性 T 波完成	冠性 T 波が浅くなることがある 異常Q波は最後まで残る

心筋梗塞における異常波形
- ST 上昇：電極直下の冠動脈の閉塞あるいは高度狭窄
- 異常 Q 波：閉塞部の電位がなくなっている（対側の R 波をみている）
- 冠性 T 波：心筋障害
- ST 低下：心筋全体の虚血

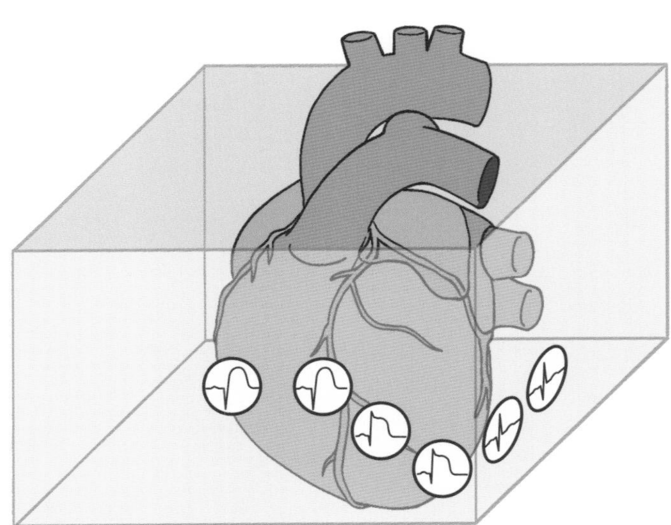

前壁の心電図イメージ

ポイント
心電図を見て、どこの部位が閉塞していて、どれぐらいの時間が経っているのか、おおよそ理解できるようになればよいでしょう

❸ 12 誘導と心臓の位置を把握する

前壁中隔：V1 から V4
左側壁：Ⅰ、aVL、V5、V6
下壁：Ⅱ、Ⅲ、aVF

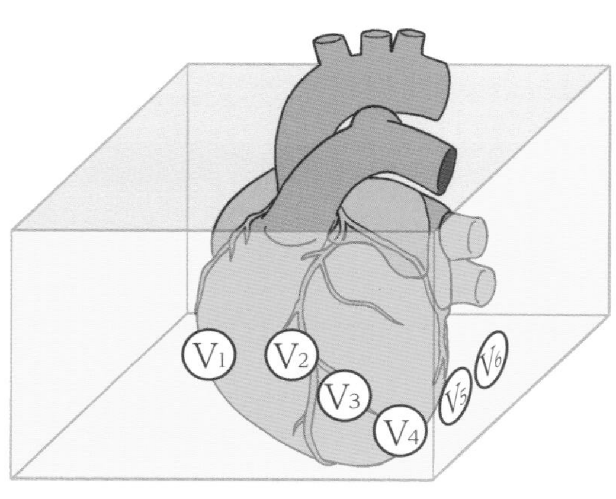

胸部誘導

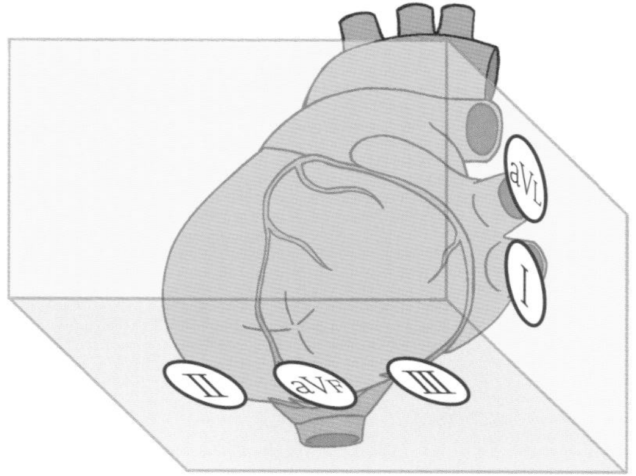

四肢誘導

12 誘導心電図は 12 通りの目線から、おもに心臓の前壁、左壁、下壁を観察しています。

胸部誘導では、V_{1-4} は前壁中隔、V_{5-6} は左壁をみています。四肢誘導ではⅠと aVL は左壁から、Ⅱ、Ⅲ、aVF は下壁から、aVR は右上から心臓をみています。ただし、aVR で ST が上昇していたら LMT の心筋梗塞かもしれないので、急いで医師に報告しましょう。

ポイント

12 誘導心電図で心臓を立体的にイメージしましょう

（白石拓人）

8 静脈・動脈

1. カテーテル留置のポイント
A ライン、CVC 留置は血管の解剖生理が９割

ICU ではさまざまなカテーテルが動脈や静脈に挿入されています。
どのカテーテルがどこに挿入されているか、図を見ながら学びましょう。

❶ 静脈と動脈の構造の違いを理解する

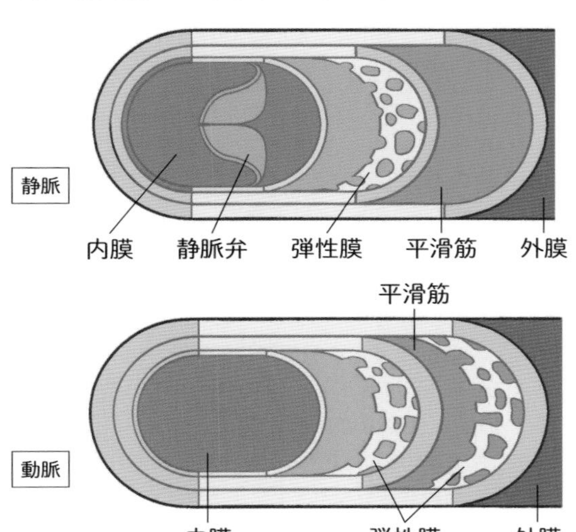

静脈には弁があり、血液の逆流を防ぎます。弁が破綻すると血液は逆流し、必要以上の血液が静脈に溜まるため血管は拡張・蛇行し静脈瘤となります。

対して動脈には弁はなく、弾性膜が豊富に発達しています。これは心臓から勢いよく流れる血液を弾性力で漏れないように全身に送っているためです。しかし、高血圧などにより大動脈の弾性膜が耐えられず、内皮が破綻した状態になることがあります。これを大動脈解離といいます。

ポイント

静脈と動脈の構造の違いを改めて学習しましょう

❷ 動脈カテーテル(A ライン)挿入時は神経所見の変化を確認する

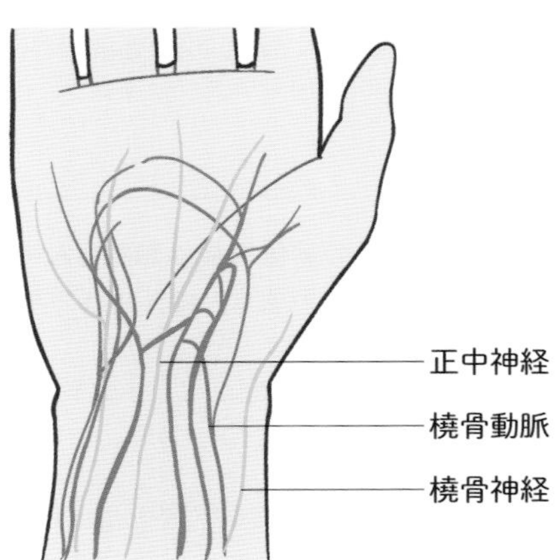

モニタリングや採血のために、ICU では動脈カテーテル（A ライン）を留置することが多くあります。A ラインを留置することで、動脈の圧力を検知して数値や波形を表示でき、収縮期および拡張期血圧と平均血圧が把握できます。

留置部位は橈骨動脈が第一選択ですが、神経も近いため、挿入後は痺れや知覚異常がないか観察が必要です。

そのほかに足背動脈や上腕動脈、大腿動脈も選択されます。足背動脈では血管径が細いため、実際の収縮期血圧よりも高い数値となります。上腕動脈、大腿動脈では屈曲による波形の変化や汚染に注意します。

ポイント

どの動脈に留置されている数値・波形かをチェックし、A ライン挿入時には神経所見の変化にも留意しましょう

❸ CVC（中心静脈カテーテル）は留置位置から心臓までの静脈を理解する

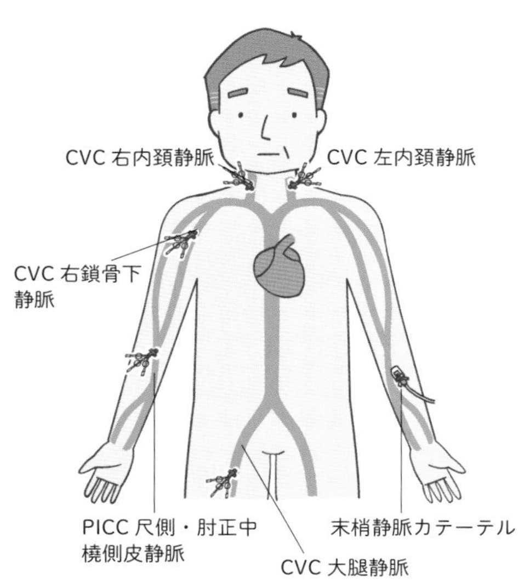

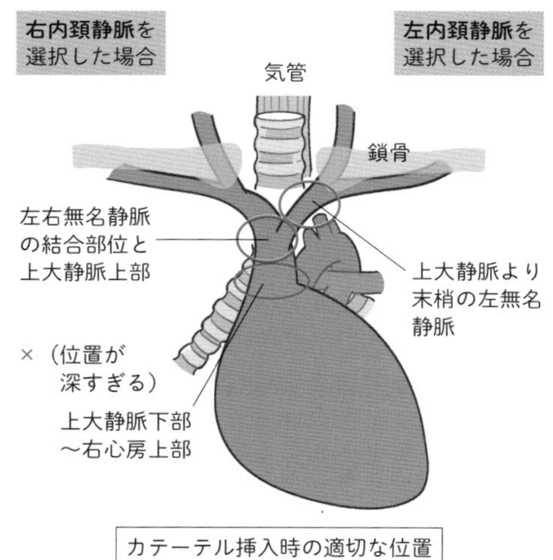

カテーテル挿入時の適切な位置

状況に応じて適切なカテーテルを選択する

一般病棟では日常生活のしやすさや長期管理を考慮し、CVC（中心静脈カテーテル）ではなくPICC（末梢静脈挿入型中心静脈カテーテル）が選択されたり、CVCであっても鎖骨下静脈が選択されることがあります。また、長期の抗がん剤治療や栄養療法を行っている患者さんには、皮下植え込み型ポート術が実施されている場合もあります。

一方、ICUでは安全で確実な薬剤投与とともに、状況次第では迅速にカテーテルを挿入しなければ救命すら困難な場合もあり得ます。その結果、内頚静脈や大腿静脈にカテーテルが留置されることが多くなっています。

CVC 右内頚静脈の挿入時の注意点

CVC挿入時の観察点に「不整脈」が挙げられている手順書やマニュアルが多くあります。

患者さんが苦痛を感じることによって不整脈が起こる場合ももちろんあります。加えて、CVCを留置する際にもっともよく選択される右内頚静脈にガイドワイヤーを深く挿入すると、内頚静脈から上大静脈を経て右心房付近に位置するため、不整脈が出現することがあります。CVC挿入の介助を行う際には注意して観察するようにしましょう。

なお、右内頚静脈にカテーテルを留置する際は、カテーテルの先端が上大静脈付近に位置することが推奨されています。前述のように右心房付近にカテーテルが位置している場合はカテーテルを引き抜きます。右内頚静脈を選択した場合のカテーテル留置の深さは、身長にもよりますが、成人ではおよそ13cm（12〜15cm）が適切とされています。

ポイント

カテーテルの留置位置は患者さんの状態や生活で選択されます。挿入時は不整脈出現に注意しましょう

【引用・参考文献】
1） 公益社団法人日本麻酔科学会安全委員会．安全な中心静脈カテーテル挿入・管理のためのプラクティカルガイド2017．https://anesth.or.jp/files/pdf/JSA_CV_practical_guide_2017.pdf（2022年3月閲覧）.

（髙原有貴）

9 不動・廃用

1. 不動や廃用が循環器機能に与える影響

不動や廃用による循環器機能への影響の理解は解剖生理が９割

安静臥床による影響は呼吸だけではありません。循環機能にも大きく影響します。
なぜ、どのように影響を受けるのか、解剖・生理学的視点から理解していきましょう。

❶ 臥床による血液ポンプ機能の変化と血液分布

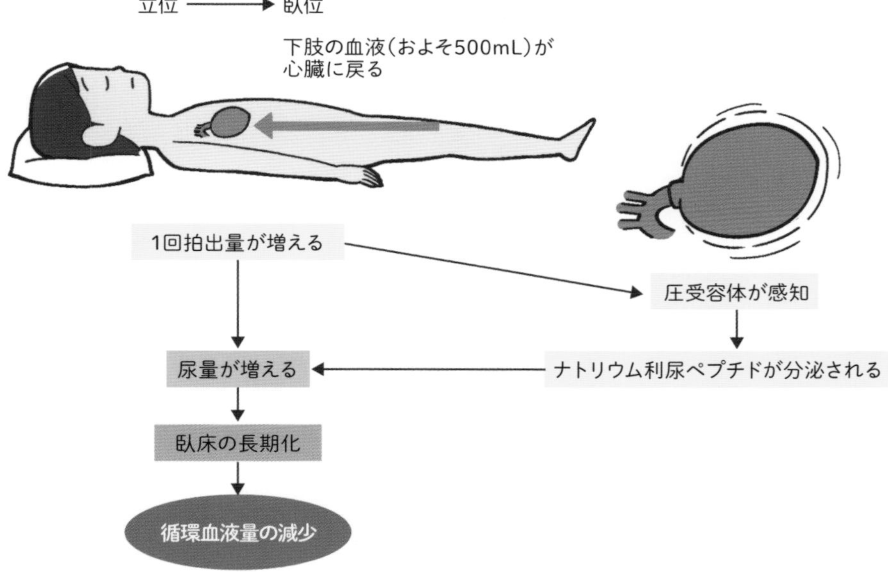

血液は、心臓から押し出されて各種臓器や手足などの筋肉に運ばれ、心臓に戻ります。手足に運ばれた血液は歩いたり動いたりして筋肉が収縮することにより、心臓に戻ってきます。

しかし、静脈系の血流は重力の影響を受けやすいため、立位では重力に逆らって筋肉のポンプ機能で右心房に戻ってきていた血流が、臥床になって重力抵抗がなくなると右心房に戻りやすくなります。体位変換によって右心房に戻る血液の増加量は500〜700mLともいわれており、この初期応答で心筋が引き延ばされ、Frank-Starlingの法則（p.36）により心拍出量が増加して血圧が上昇します。

こうした変化を圧受容体が感知し、「体の中の水分量が多い」と認識することで腎臓交感神経、バソプレシン、レニン－アンギオテンシン－アルドステロン系、心房性ナトリウム利尿ペプチドを介して尿量を増加させます。臥床を24時間続けると尿量の増加によって循環血液量は5〜10％減少し、臥床を4日続けると15％前後減少します。

循環血液量が減少すると1回心拍出量も低下します。心臓も筋肉なので、その状況が長く続くと廃用の結果、心筋の心収縮力も低下します。

❷ 循環血液量の減少が引き起こす疾患

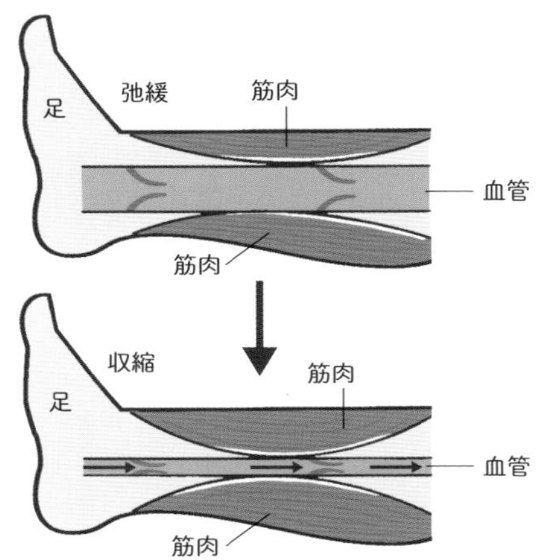

筋肉のポンプ機能

【起立性低血圧】

通常、体位が臥床から立位に変わると、重力に従って血液が下肢に移動し、右心房に戻ってくる静脈の血液量は 20〜30% 減少するとされています。静脈血液の還流減少によって 1 回拍出量が低下することで起こるのが、起立性低血圧です。

健常者では圧受容体の反応などで速やかに回復しますが、長期の臥床では圧受容体が臥床状態に慣れすぎてしまってうまく機能せず、起立性低血圧が遷延します。そのため起き上がってリハビリテーションをすることが困難となり、臥床時間が増えるという負のサイクルに陥ります。

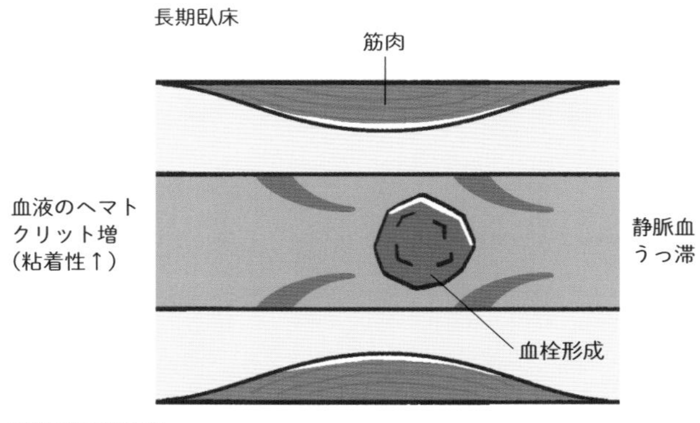

血栓の発生機序

【血栓】

臥床していると「動作による筋肉ポンプ機能」が作動しなくなるために血液がうっ滞します。とくに下肢のヒラメ筋の静脈還流は筋肉のポンプ運動に依存しています。

循環血液量低下にともなうヘマトクリットの上昇（血液濃度が濃くなること）で、血液の粘稠性が増します。その結果、血液凝固機能は亢進し、血液うっ滞による血栓が生じやすい状況となります。

（尋田　覚）

1 各臓器の配置と血流

各臓器の位置や血流、ドレーンの挿入部位などを、正面からだけでなく、背後から見た場合や横断面など、立体的な視点で学んでいきましょう。

1 消化器の解剖と機能

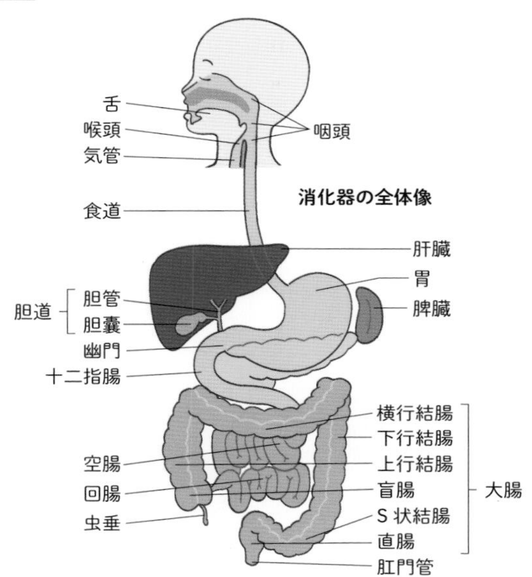

消化器とは、消化管とそれに付属する臓器（肝臓・胆囊・膵臓）で構成されています。消化管は口腔から肛門に至る消化、吸収、排泄をつかさどる一連の臓器の総称です。口腔、食道、胃、小腸（十二指腸・空腸・回腸）、大腸（盲腸・上行結腸・横行結腸・下行結腸・S 状結腸・直腸）、肛門へと連続的につながる 1 本の管で構成されており、直線に伸ばすと 9m もの長さとなります。

消化器は食物の摂取・輸送・排泄や消化・吸収だけではなく、栄養の合成や貯蔵・代謝、さらには腸管免疫機能など、生体が正常に機能するためのさまざまな役割を担っています。

ポイント

消化管はバリア機能を有し、皮膚のような役割をあわせもっています

2 消化器の配置

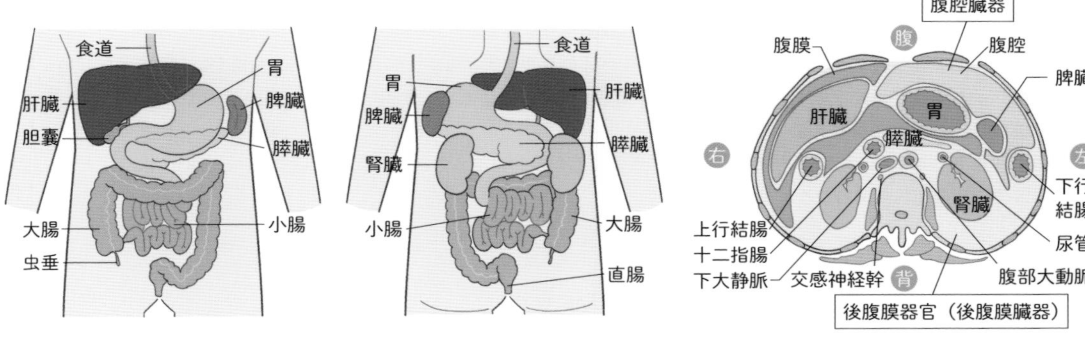

正面からみた消化管　背面からみた消化管　消化管の水平断面（文献 1 を参考に作成）

腹部には横隔膜・前腹壁・側腹壁・後腹壁・骨盤壁に囲まれた腹腔があります。腹腔内には肝臓・胆囊・胃・空腸・回腸・虫垂・横行結腸・S 状結腸が、間膜で可動性がある状態で吊られて配置されており、これを腹腔臓器といいます。

一方、腹腔の背部には、後腹膜腔とよばれる結合組織性の領域があります。そこに配置されている後腹膜器官には、十二指腸、膵臓、上行結腸・下行結腸・直腸など（消化器以外には腎臓・尿管・腹部大動脈・下大静脈など）があります。

消化器は、正面から見ると肝臓が前側、その後ろに胃、さらに後ろに膵臓や脾臓が配置されています。

ポイント

立体的な視点で各臓器の配置を覚えましょう

3 消化器術後のドレーン管理について

分類	目的	おもなドレーン
治療的ドレーン	・腹腔内に貯留した膿汁、血液、滲出液などを体外に排泄 ・体内を洗浄、薬剤を注入	イレウス管 腫瘍内ドレーン 皮下ドレーン
予防的ドレーン	手術後に予想される出血、滲出液、消化液、空気の貯留を防止し、感染や縫合不全を防止	ウィンスロー孔 ダグラス窩 横隔膜下ドレーン
情報ドレーン	術後合併症（出血、縫合不全、胆汁漏出など）の早期発見	

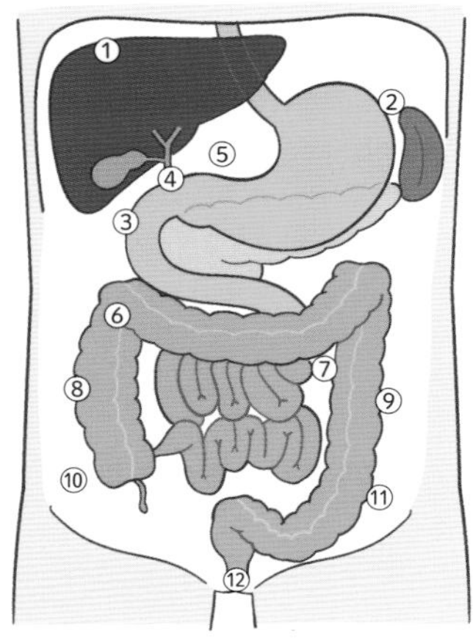

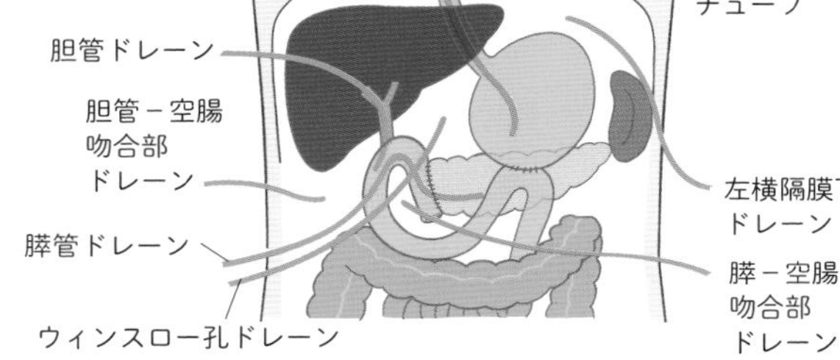

腹腔ドレーンの挿入位置（文献 2、3 を参考に作成）

ドレーンとは、体内に貯留する血液・リンパ液・胃液・消化液・膿汁などを体外に誘導することを目的としており、大きく分けて治療的ドレーン・予防的ドレーン・情報ドレーンの 3 種類があります。

図は消化器術後に使用されるドレーンの挿入位置を示したものです。術中、仰臥位でもっとも低くなって体液が貯留しやすい場所や、手術操作が及んだ吻合部にドレーンが留置されます。腸管同士を吻合することが多い消化管の手術では、吻合部周辺の縫合不全の観察が重要となります。

外科的解剖を理解したうえで、ドレーンがどこの部位に何の目的で挿入されているのか、また、正しい性状や量などを把握し、異常の早期発見に努めることが大切です。

ポイント

ドレーンの位置を想起してアセスメントにつなげましょう

4 消化器の血流

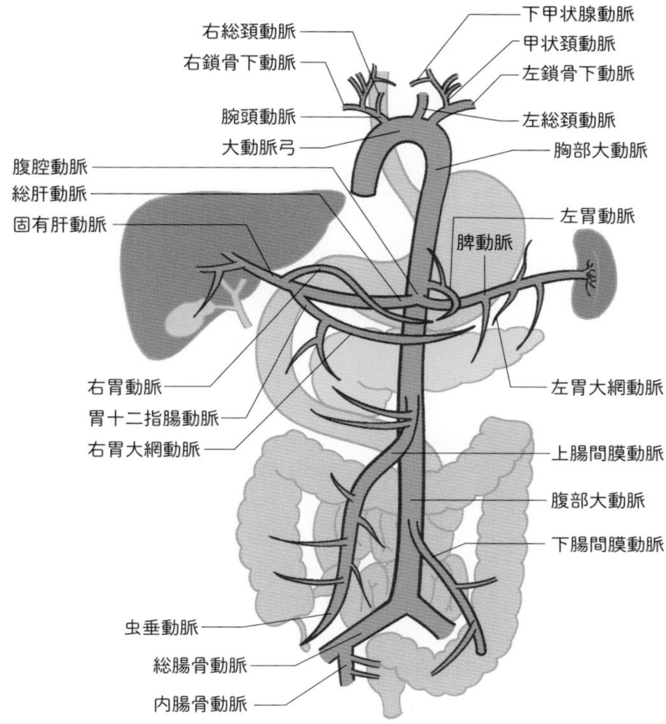

動脈血の流れ（文献 1 を参考に作成）

消化器の血流は腹腔動脈、上腸間膜動脈、下腸間膜動脈から供給がなされています。

そのなかで胃と十二指腸はおもに腹腔動脈から、空腸・回腸・盲腸・上行結腸・横行結腸はおもに上腸間膜動脈から血流を受けています。

また下行結腸・S 状結腸・直腸上部はおもに下腸間膜動脈から、直腸下部は内腸骨動脈から血流を受けています。

肝臓・胆嚢・脾臓はおもに腹腔動脈から、膵臓は腹腔動脈と上腸間膜動脈から血流を受けています。

ポイント

臓器血流を把握することで、血管疾患の合併症などのアセスメントにつなげることができます

【引用・参考文献】
1) 医療情報科学研究所. 病気がみえる vol.1 消化器. 第 6 版. 東京, メディック・メディア, 2020, 512p.
2) 道又元裕監修. ICU ビジュアルナーシング：見てできる臨床ケア図鑑. 東京, 学研メディカル秀潤社, 2021, 383p.
3) 道又元裕ほか. ICU3 年目ナースのノート. 東京, 日総研出版, 2017, 263p.
4) 落合 慈之監修. 消化器疾患ビジュアルブック第 2 版. 東京, 学研メディカル秀潤社, 2014, 389p.
5) Frank H.Netter. ネッター解剖学アトラス（原書第 4 版）. 東京, 南江堂, 2007, 646p.

（長谷川和弥・五十嵐竜太）

2 食道〜胃・十二指腸

1. 食道〜胃・十二指腸の役割

胃液、経腸栄養の逆流予防は食道〜胃・十二指腸の解剖生理が9割

食道〜胃・十二指腸の配置と、
術後・経腸栄養管理中の患者さんの観察ポイントを学びましょう。

❶ 食道の構造

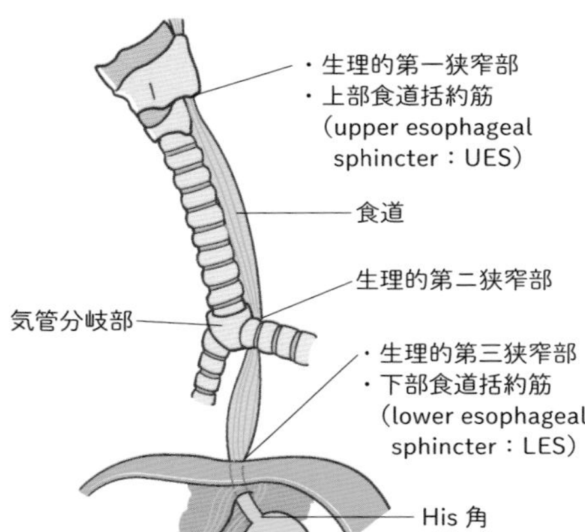

食道には、3カ所の生理的狭窄と2カ所の括約筋（上部食道括約筋、下部食道括約筋）が存在し[1]、胃から食道への逆流を防いでいます。

とくに、生理的第三狭窄部は複数の因子があります。はじめに食道裂孔部と横隔膜脚によって閉じられることで腹圧上昇時の逆流を防止し、つぎにHis角が鋭角に維持されていることで胃内圧上昇時の逆流を防止しています。

逆流リスクは、腹圧が上昇する妊娠中の女性、肥満傾向のある人、His角の鈍化と下部食道括約筋の機能が低下するCOPDの患者さん[2]などが高くなります。経腸栄養を開始する際には、飲み込むときのつかえ感、胸やけ、胸痛などの入院前症状を聴取し、逆流による誤嚥に注意しましょう。

ポイント

逆流リスクが高くなる条件を把握し、経腸栄養開始時には逆流による誤嚥に注意しましょう

❷ 食道〜胃の構造／胃〜十二指腸の役割

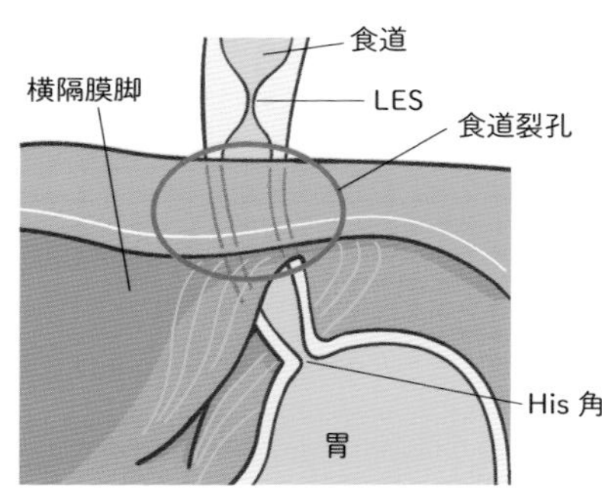

種類	1日の分泌量	色調
唾液	0.5〜2L	無色透明
胃液	2L ※空腹時は摂食時の10〜15%分泌される	黄色

胃のおもな役割は貯留と撹拌、排泄です。吸収機能はほぼなく、唯一アルコールのみ吸収します。

液体だけを摂取した場合、胃は短期間で十二指腸に排泄を行います。固形物を摂取した場合は、固形物が胃体部を伸展させることにより活発な蠕動が起こります。食塊の刺激で胃液が分泌され、固形物は胃液とともに撹拌されて粥状化し、胃で貯留しながら徐々に十二指腸に胃内容物が送られます。胃内容物は摂取した固形物に胃液が合わさるため増量します。

十二指腸は小腸の一部で、胃から小腸につながる約30cmの部分を指します。胃から送り込まれた食物と胆汁、膵液を混合して、空腸に送る役割を担っています。

ポイント

液体と固形物で胃の排泄スピードが変わります。逆流予防を目的に体位交換の時間を検討するときは、摂取している食事の種類と量を確認しましょう

2. 食道〜胃・十二指腸の代表的疾患と再建臓器

術後管理は臓器再建方法と血管経路の解剖生理が９割

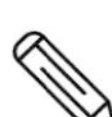

異常の早期発見、医師への報告で、患者さんの回復に貢献できます。
術式と解剖生理を理解して、予測的に患者さんのモニタリングをしましょう。

❶ 食道再建

食道がんの手術で食道を摘除したり、外傷などで食道を損傷した場合、ほかの臓器で食道を再建します。再建臓器には胃、次に結腸がよく使用されます。再建術の経路としては、胸壁前経路、胸骨後経路、胸腔内（後縦隔）経路の３つがおもに用いられ、経路によって術後に注意すべき点が異なります。

食道は消化液の分泌腺がないため、術直後のドレーン排液は淡血性から漿液性になるのが正常です。血性になる場合や空気が含まれている場合は縫合不全のリスクがあるため、医師に報告しましょう。

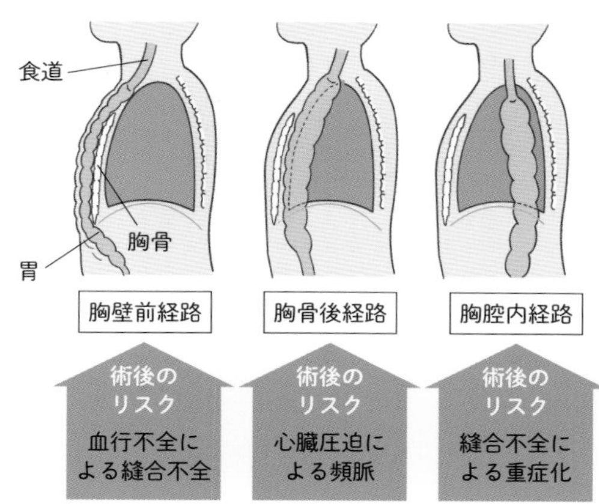

再建臓器の経路別、術後の注意点

【胸壁前経路】
経路が長くて屈曲しやすいため、血行不全による縫合不全のリスクがあります。

【胸骨後経路】
経路が長く狭いため、吻合部の血流が低下しやすく、心臓が圧迫されて頻脈になるリスクがあります。

【胸腔内経路】
生理的経路であり、かつ経路が短いため、嚥下障害を起こしにくく、吻合部の緊張が少ない一方で、縫合不全が起こると縦隔炎などをきたして重症化するリスクがあります。

ポイント

術後は、再建経路によってモニタリングポイントを変更しましょう。また、ドレーン排液を観察して縫合不全の早期発見に努めましょう

❷ 食道静脈瘤

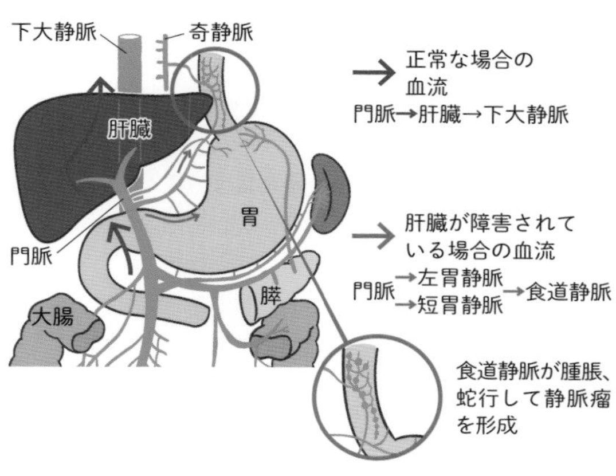

肝硬変などなんらかの原因で門脈圧が 100mmH_2O 以上になると肝内血流が妨げられ、血液が左胃静脈、後胃静脈、短胃静脈などの側副血行路に集中します。肝臓を経由せず低圧の体循環系バイパスから大静脈に戻ろうとする際、経由する食道・胃壁の静脈が腫脹、蛇行して静脈瘤が形成されます。

食道静脈瘤破裂には緊急止血術を行います。血行路の障害によって引き起こされる疾患であるため、止血術後は下血や吐血の観察とともに原疾患の治療が必要です。

ポイント

食道静脈瘤破裂で緊急入院した場合は、原疾患の治療も並行しないと、静脈瘤の再出血リスクがあります

3. 腸管虚血・経腸栄養

早期経腸栄養のリスク管理は腸管血流と胃排泄の解剖生理が９割

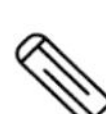

経腸栄養のトラブルは、消化管運動の問題だけではありません。
消化管の血行支配を理解して、経腸栄養のトラブルをアセスメントしましょう。

❶ 腸管虚血

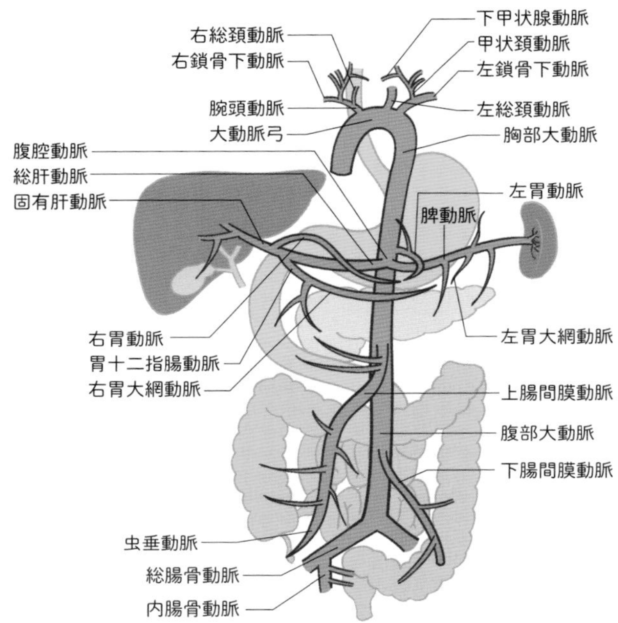

動脈血の流れ（文献４を参考に作成）

ICU などの重症傷病態下では腸管虚血によって消化管トラブルが生じやすく、経腸栄養を中止せざるを得ないときがあります。侵襲時には、カテコラミンと抗利尿ホルモンの分泌が亢進されて腹部領域の血管が収縮します。左室駆出率 40％以下の場合と正常な場合とを比較すると、腸管血流量は上腸間膜動脈で 29％、下腸間膜動脈で 41％低下するという報告もあります[3]。

ショック状態では血管収縮薬を使用することが多く、腸管虚血が起こりやすいといえます。腸管虚血は組織低酸素によって起こるため、乳酸値の上昇や頻脈などをモニタリングする必要があります。

腸管虚血は致命的な病態を招く要因となりますが、経腸栄養を中止する基準となる血圧値や薬剤量は明確にはなっていません。急性の腹痛、腹部膨満、胃内残留量の増加、乳酸値の上昇、代謝性アシドーシスの有無などを観察しながら、安全に早期経腸栄養を成功させることは ICU 看護師の腕の見せどころです。

ポイント

腸管虚血の徴候を見逃さないように、患者さんの様子をよく観察しましょう

❷ 経腸栄養の逆流

侵襲時は胃の排泄能が低下するため、胃内残留量が増加することがあります。経腸栄養投与後 2 時間が経過しても、投与した栄養剤の量を上回る胃内残留量がある場合は、逆流するリスクがあるため医師に報告するようにしましょう。

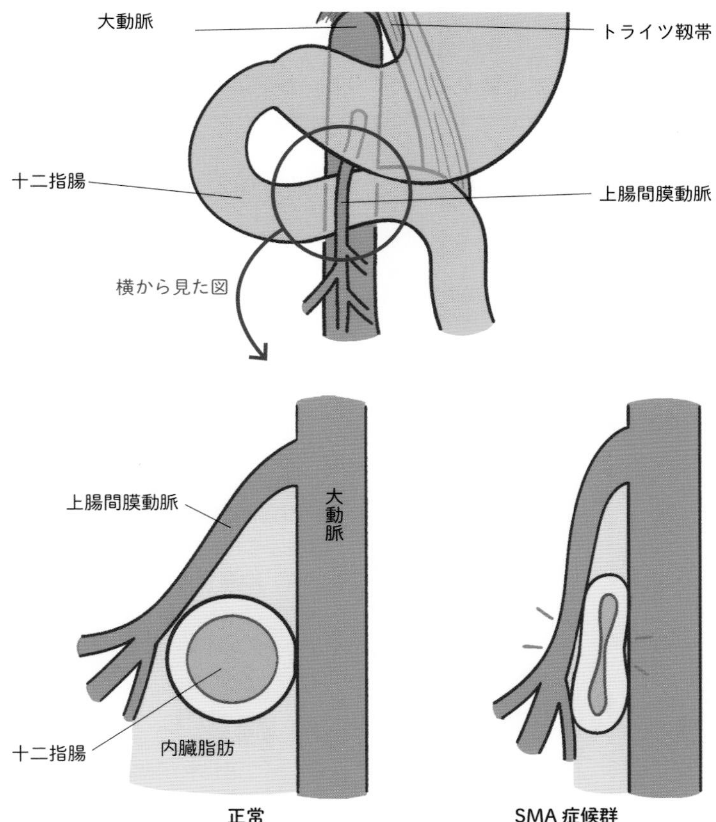

胃内残留量が多くなるのは胃の不耐性だけが原因ではありません。るい痩をともなう長期臥床の患者さんは、上腸間膜動脈と大動脈に挟まれた範囲が狭くなるため、十二指腸水平部の内容物が下部消化管方向に通過できず上腸間膜動脈（superior mesenteric artery：SMA）症候群を発症することがあります。食後は消化しやすいよう離床を促しましょう。

ポイント

BMI 19kg/m^2 以下の痩せ型の人の胃排泄障害は SMA 症候群を疑います

【引用・参考文献】

1） 一般社団法人日本静脈経腸栄養学会編．“解剖”．一般社団法人日本静脈経腸栄養学会静脈経腸栄養テキストブック．東京，南江堂，2017，2-10.
2） 日本呼吸器学会編．“全身の併存疾患・合併症疾患”．COPD（慢性閉塞性肺疾患）診断と治療のためのガイドライン．第 4 版．東京，一般社団法人日本呼吸器学会，2017，21-3.
3） Sandek，A．Jam Coll Cardiol．64（11），2014，1092-102.
4） 医療情報科学研究所．病気がみえる vol.1：消化器．第 6 版．東京，メディック・メディア，2020，512p.
5） 山名浩樹．急性胃拡張による胃壊死をきたした上腸間膜動脈症候群の 1 例．日本臨床外科学会雑誌．82（1），2021，66-71.

（川畑亜加里）

3 小腸～大腸・肛門

1. 下部消化管の役割

イレウスの理解は下部消化管の解剖生理が９割

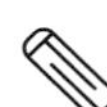

栄養の消化・吸収・排泄をつかさどる器官について学んでいきます。排泄ケアは看護師がおもに悩む部分でもあるので、学ぶことでより良いケアにつなげましょう。

❶ 下部消化管の機能と役割

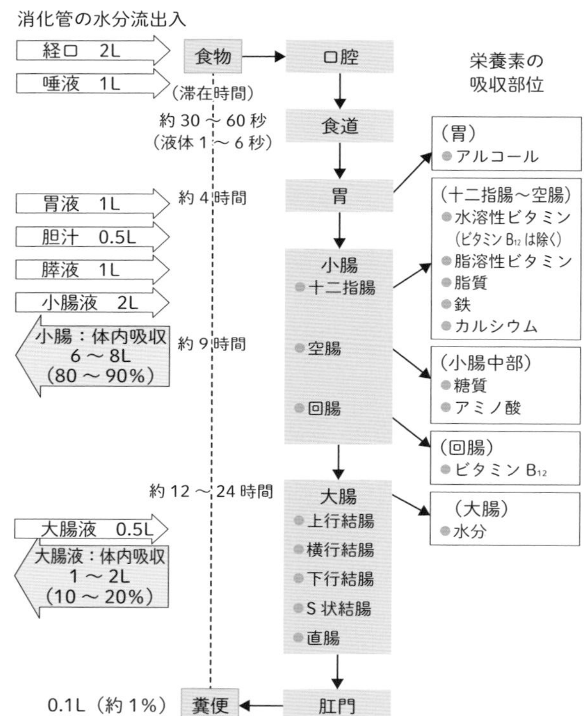

小腸から大腸、肛門を下部消化管と呼びます。

小腸は長さ5～6mほどで、おおむね口側2/5を空腸、肛門側3/5を回腸と呼びます。小腸の機能は、食物の消化と吸収、内容物の輸送と腸管免疫能の維持です。消化された栄養素はおもに小腸から吸収されます。また、人の免疫担当細胞の半分以上が小腸にあるといわれています。

大腸の主要な機能は、水分および塩分の吸収、便の移送と蓄積・排泄です。また、食物繊維の発酵により生じる短鎖脂肪酸の吸収も行っています。

肛門は排便のコントロールを行っています。歯状線に開口する肛門腺からは粘液が分泌され、固形便のスムーズな排泄に役立っています。

ポイント

消化管切除などにより吸収が不足する栄養素があります

❷ 腸の代表疾患ーイレウスについて

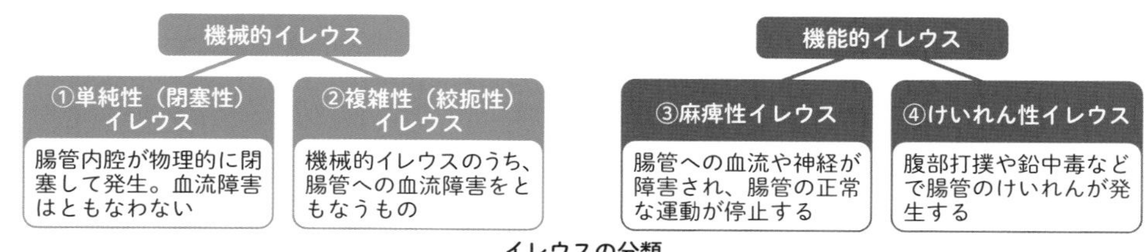

イレウスの分類

腸がなんらかの原因で閉塞した状態を機械的イレウスといいます。そのうち、腸に血流障害を生じないものを単純性（閉塞性）イレウス、腸が血流障害などによって虚血性変化を示したものを複雑性（絞扼性）イレウスと呼びます。複雑性イレウスは腸管の壊死や潰瘍、穿孔の原因となるため緊急手術の適応となります。

一方、腸が閉塞していなくても、麻痺やけいれんが原因で通過障害を起こした状態を機能的イレウスといいます。ICU では、全身管理のために使用される鎮静・鎮痛薬の副作用で腸蠕動が低下したり、安静による不動状態が続いたりすることで、機能的イレウスが引き起こされる場合が多くあります。

①単純性（閉塞性）イレウス

腸管癒着症

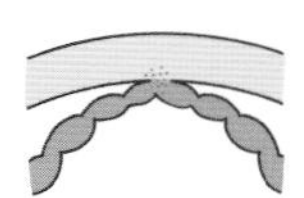

腸がほかの腸や器官とくっついてしまったもの

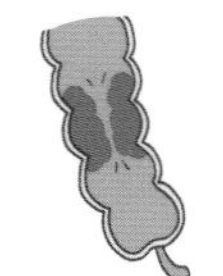

炎症や腫瘍による通過障害

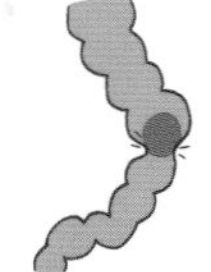

消化不良の食物、胆石、糞石などが詰まることによる通過障害

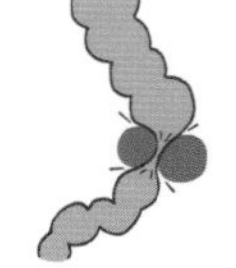

腸以外のしこり、がん、血管などの圧迫による通過障害

②複雑性（絞扼性）イレウス

索状物による絞扼

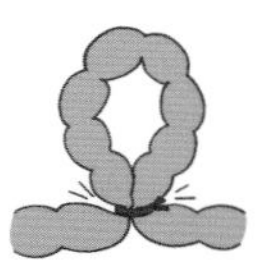

異物が腸に絡まっている

小腸軸捻転絞扼性イレウスの型

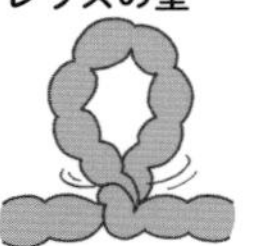

腸管と腸間膜がねじれている

小腸係蹄の結節形成

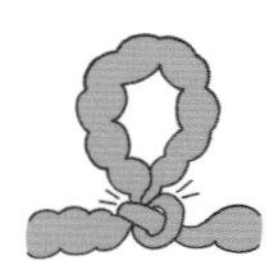

腸管がひもを結んだ形で結節形成

嵌頓ヘルニア

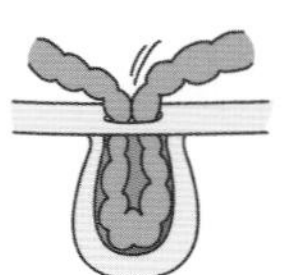

腸が飛び出し、頸部で締め付けられている状態

腸重積症

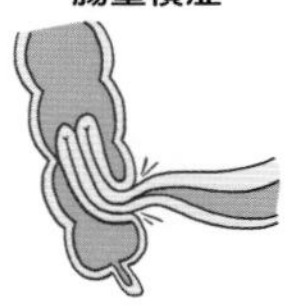

腸管の肛門側に口側腸管が入り込んだままの状態

ポイント
イレウスの原因や可能性を考慮することが早期発見につながります

❸ ICU における便秘・下痢

消化管の通過時間			便の性状
非常に遅い（約 100 時間）	1	コロコロ便	硬くてコロコロの兎糞状の便
	2	硬い便	ソーセージ状であるが硬い便
	3	やや硬い便	表面にひび割れのあるソーセージ状の便
	4	普通便	表面がなめらかで軟らかいソーセージ状、あるいは蛇のようなとぐろを巻く便
	5	やや軟らかい便	はっきりとしたしわのある軟らかい半分固形の便
	6	泥状便	境界がほぐれて、ふにゃふにゃの不定形の小片便、泥状の便
非常に早い（約 10 時間）	7	水様便	水様で、固形物を含まない液体状の便

ブリストルスケール

ICU での便秘は、腹部膨満による横隔膜の運動制限が呼吸に影響を及ぼしたり、便塊による物理的刺激で消化管が損傷するなど、さまざまな合併症を引き起こします。原因の多くは、抗コリン薬やオピオイドをはじめとした薬剤の影響、不動によるものなどがあります。一方で、長期療養になっていくにつれて下痢がしばしば起こります。抗菌薬やプロトンポンプ阻害薬（PPI）によって腸内細菌叢が破綻することや、腸管の浮腫・血流障害による吸収障害、比較的高い浸透圧をもつ経腸栄養剤の投与など、複合的な原因が多いです。

便秘や下痢が起こったら原因を検索し、下剤やシンバイオティクスの投与の検討、中止可能な抗菌薬の検討、栄養剤の内容・速度・浸透圧の検討など、多くの観点から評価・対応を行うことが大切です。また、便の性状について医療者間で共通認識をもち、適切な対応が取れるようにブリストルスケールなどの客観的スケールが役立ちます。

ポイント
消化管が使用可能なら使用するのが原則です。便性状などを共通認識し、対応を検討しましょう

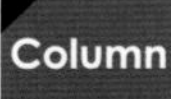

Bacterial translocation と負の連鎖

バクテリアルトランスロケーション の概念図

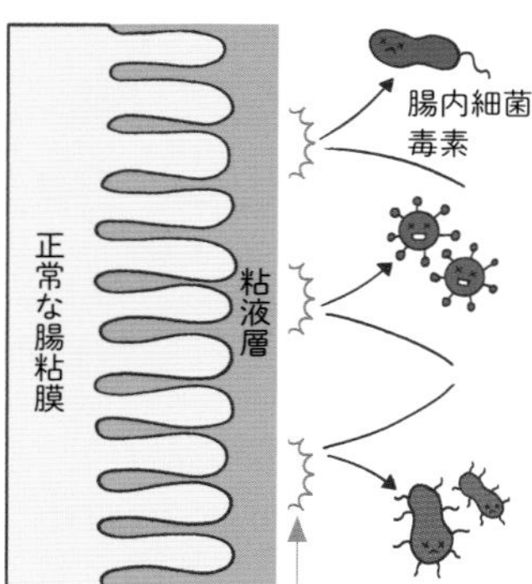

正常な腸管には外敵の侵入を防ぐバリア機構が備わっている

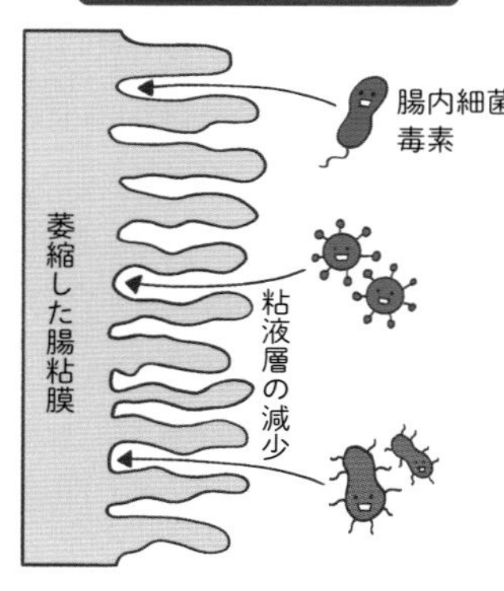

バリア機構が破綻すると腸内の細菌や毒素が腸間膜リンパ節、血液、腹腔内臓器に移行する

消化管をターゲットとした全身状態悪化の概念図

全身状態悪化への負の連鎖

バクテリアル トランス ロケーション → 炎症 サイトカイン ストーム → 血管透過性の亢進 → 腸管虚血と再灌流障害 → 腸内細菌の異常増殖 → バクテリアル トランス ロケーション

ICU で治療中の患者さんは、原疾患の増悪・手術・感染症・薬剤性などさまざまな侵襲にさらされています。それによって体内で炎症が起こると、血管透過性亢進、水分の血管外漏出につながり、循環血漿量が減少します。結果として腸管虚血が引き起こされ、腸蠕動低下や腸管粘膜バリアの障害が起こります。

上記が引き金となり、腸管内容物が停滞して腸内細菌の異常増殖がもたらされ、Bacterial translocation（以下、BT）が惹起されます。BT とは、腸内に生息する生菌が腸管上皮を通過して腸管以外の臓器に移行し、感染を引き起こす現象です[1]。

BT が発生すると、感染にともなうサイトカインストームや炎症反応で全身の臓器が障害を受ける負の連鎖が起こります。つまり、腸管機能を正常に維持することが、患者さんの回復を左右するといっても過言ではないのです。

【引用・参考文献】
1）腸内細菌学会．用語集．https://bifidus-fund.jp/keyword/kw043.shtml,（2021 年 10 月 5 日閲覧）.
2）日本静脈経腸栄養学会編．静脈経腸栄養テキストブック．東京，南江堂，2017，23-30.
3）平澤博之編．ICU と CCU．44（7），2020，435-42.
4）落合慈之監修．消化器疾患ビジュアルブック第２版．東京，学研メディカル秀潤社，2014，389p.
5）道又元裕ほか．ICU3 年目ナースのノート．東京，日総研出版，2017，263p.
6）道又元裕．見てできる臨床ケア図鑑：ICU ビジュアルナーシング改訂第２版．東京，学研メディカル秀潤社，2021，504p.
7）医療情報科学研究所．病気がみえる Vol.1 消化器第６版．東京，メディック・メディア，2020，496p.
8）加野勝之．消化器外科 NURSING．18（6），2013，10-32.
9）真弓俊彦編．重症患者の治療の本質は栄養管理にあった！きちんと学びたいエビデンスと実践法．東京，羊土社，2016，294p.
10）日本静脈経腸栄養学会編．静脈経腸栄養ガイドライン第３版．東京，照林社，2013，480p.

（長谷川和弥・五十嵐竜太）

4 胆嚢・膵臓・脾臓

1. 胆嚢・膵臓・脾臓の役割

膵炎・胆管炎・胆嚢炎の理解は腹部臓器の解剖生理が９割

胆嚢・膵臓・脾臓は、消化・吸収の補助や消化酵素などの分泌を担う実質臓器です。臓器の位置、血管走行、それぞれの役割について学びましょう。

❶ 腹部臓器の位置関係

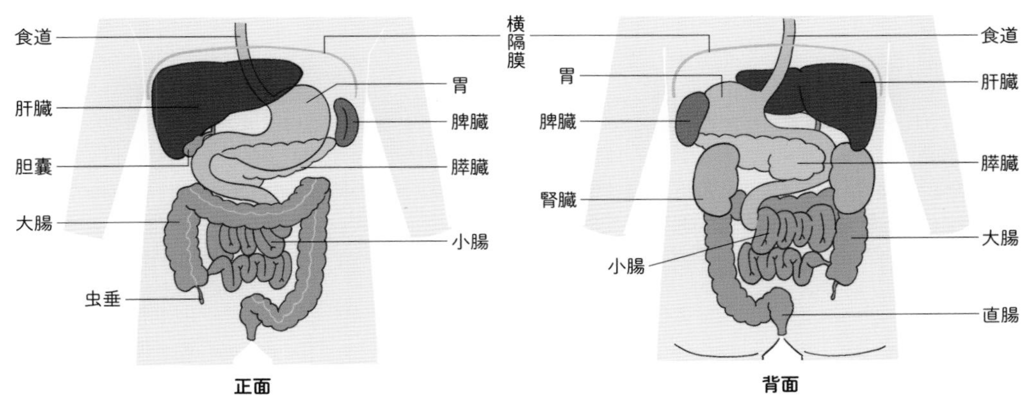

腹部とは横隔膜から下部の腹壁に囲まれた部位を指します。横隔膜や腹壁に囲まれた空間を「腹腔」といい、腹膜で囲まれた空間「腹膜腔」と背部側の「後腹膜腔」に分けられています。正面からみると、肝臓は肋骨弓が被さった横隔膜の直下に位置し右上腹部を占め、その後ろに胃、さらに後ろに後腹壁と密着して膵臓・脾臓が配置されています。

胆嚢は、上面の一部と肝臓の被膜との結合組織により、肝下面の胆嚢床に固定されています。

❷ 腹腔臓器・後腹膜臓器の位置と周囲の血管走行

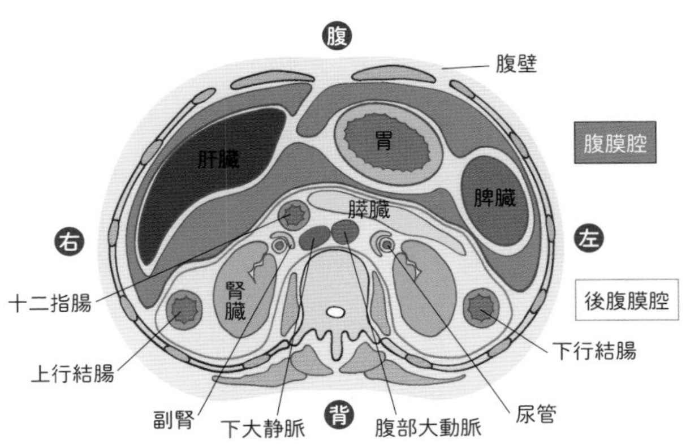

腹膜で全体を覆われている臓器を「腹腔臓器」、後腹膜腔にある臓器を「後腹膜臓器」といいます。

蠕動など運動性のある腹腔臓器は 間膜で吊られて配置されており、可動性があります。一方、後腹膜臓器は、後腹膜から出た血管とつながっているため、ある程度固定された状態で配置されています。

❸ 各臓器の解剖と機能

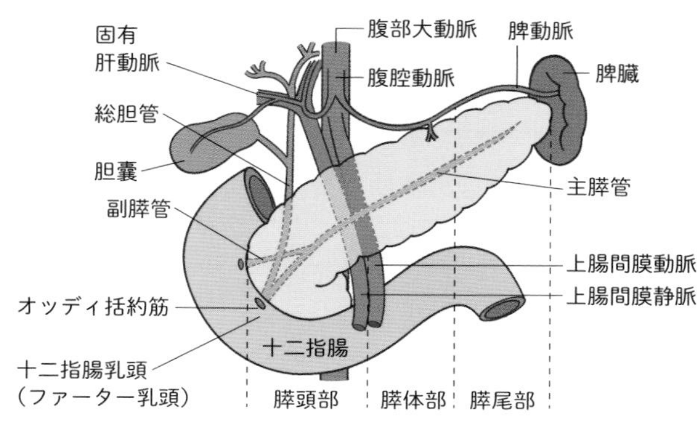

胆　囊

肝臓で生成された胆汁の水分や電解質を吸収して 1/6〜1/10 に濃縮し、貯留する役割をもちます。

胆汁は黄褐色、弱アルカリ性で、おもな成分は胆汁酸です。消化酵素は含まず、肝臓で 1 日 600〜800mL が生成され、毛細胆管へ分泌されます。小腸で膵液とともに食物を中和し、脂肪の消化・吸収の補助、肝内の老廃物（ビリルビン・電解質・コレステロール・リン脂質など）を肝外へ排出する作用があります。

胆汁は胆道（肝内の毛細胆管から十二指腸乳頭まで）を介して十二指腸へ送られます。十二指腸に食物（とくに脂質）が入ると消化管ホルモンのコレシストキニン（CCK）が分泌され、胆嚢の収縮とオッディ括約筋の弛緩により胆汁が排泄されます。

膵　臓

膵頭部、膵体部、膵尾部から成り、後腹膜に固定されています。消化酵素（膵液）を分泌する外分泌組織と、ホルモンを分泌する内分泌組織（膵島：ランゲルハンス島、膵体尾部に多い）からなり、内分泌組織からは糖代謝において重要なホルモン（インスリン・グルカゴン・ソマトスタチン・膵ポリペプチド）が分泌されています。

外分泌組織から分泌される膵液は腺房細胞で合成・貯蔵・分泌され主膵管を経てファーター乳頭から十二指腸へ排泄されます。内分泌組織から分泌されるホルモンは膵島で合成され周囲の毛細血管を介して直接血液中に分泌されます。

十二指腸乳頭（ファーター乳頭）は、膵管と総胆管が合流して開口し、オッディ括約筋に囲まれています。十二指腸液が膵管を逆流するのを防ぐ役割も果たしています。

脾　臓

膵臓の尾部の左に位置する造血・リンパ器官です。血球の生産・破壊、リンパ球の生産、血中の異物処理など、生体防御にも関与します。

ポイント

胆囊・膵臓・脾臓は密接した位置関係にあり、周囲にはほかの臓器・組織、多くの血管も走行しています。それぞれの臓器の解剖と役割、機能、周囲臓器との関係について理解することで病態が見えやすくなります

❹ 代表疾患と治療

重症急性膵炎

【病態】

通常は十二指腸に排出されて活性化される膵酵素が、なんらかの原因で膵臓内で活性化され、膵組織および周辺臓器を自己消化することで引き起こされる疾患です。原因として、胆汁や十二指腸液の膵管内逆流（胆石性など）、膵組織障害（アルコール、薬物、ERCPなど）などが考えられます。

急性膵炎のおもな病態は膵臓局所の炎症であるのに対し、重症急性膵炎は局所で活性化した膵酵素や自己消化により産生された炎症性サイトカインが血中に流入することで全身に誘導され、全身性炎症反応症候群（SIRS）を引き起こします。SIRSの遷延はさまざまな病態を呈し、ショック、多臓器不全症候群（MODS）へと移行します。予後は悪くなるため、重症度判定と的確な治療が重要です。

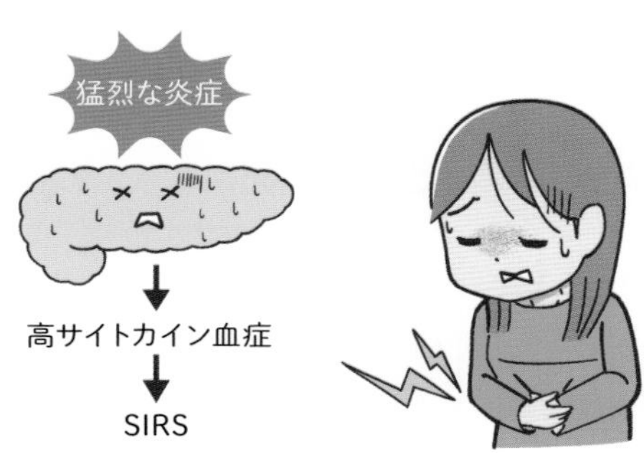

●血管浸透性亢進
- ✓ 循環血液量減少
- ✓ 組織浮腫

●血流障害（虚血、血栓形成など）、血管攣縮
- ✓NOMI（非閉塞性腸管膜虚血）→腸管壊死、膵壊死

●炎症の腹膜への波及
- ✓ 高度な麻痺性イレウス
- ✓ バクテリアルトランスロケーションによる膵感染→敗血症

●腸管浮腫
- ✓ 腹腔内臓器の静脈還流障害（下大静脈・門脈）、うっ血→腹部コンパートメント症候群（ACS）

●血管内皮細胞障害→ DIC
- ✓ 多臓器障害

【治療】

①十分な輸液
②全身管理（循環・呼吸管理・栄養管理）
③臓器障害併発の回避、血液浄化療法の考慮
④感染予防
⑤感染を伴った局所合併症に対する治療
- ✓ 感染性膵壊死：
  壊死に陥った膵臓に感染を合併→重症感染症へ移行
- ✓ 被包化膵壊死（WON）：
  炎症性壁で被包化された膵・膵周囲壊死性の貯留物

↓

<インターベーション治療>
- ✓ ドレナージ（経後腹膜的、経内視鏡的）：貯留物を被包外に排出
- ✓ ネクロゼクトミー（外科的、内視鏡的）：壊死・貯留物質の外科的掻爬・除去

急性化膿性胆管炎

【病態】

総胆管結石や悪性腫瘍・術後吻合部などにより胆管が狭窄や閉塞することにより、胆道内圧が上昇しファーター乳頭から腸内細菌が侵入することで発症する病態を急性胆管炎（症状：シャルコーの三徴※）といいます。治療として、抗菌薬投与や胆管ドレナージが行われますが、奏効せず感染胆汁が肝内胆管→肝静脈→下大静脈を経て血中へ移行し敗血症をきたし重症化した状態を急性化膿性胆管炎といいます。

【治療】

①臓器不全に対する全身管理

②抗菌薬投与（血液培養、胆汁培養より感受性確認）

③胆管ドレナージ

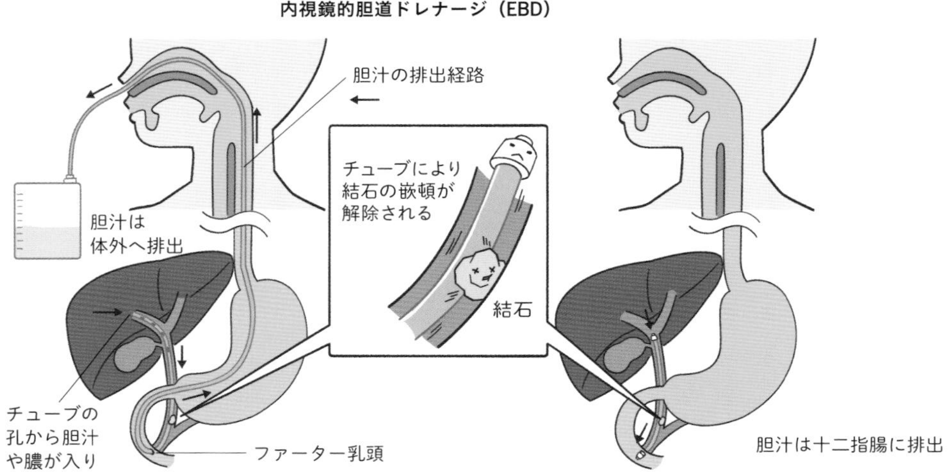
内視鏡的胆道ドレナージ（EBD）
胆汁の排出経路
胆汁は
体外へ排出
チューブにより
結石の嵌頓が
解除される
結石
チューブの
孔から胆汁
や膿が入り
込む
ファーター乳頭
胆汁は十二指腸に排出

内視鏡的経鼻胆道ドレナージ（ENBD）

＜利点＞

・胆汁の色調や量の把握が可能

・逆行性感染リスクを低下

・胆管内の洗浄が可能

・腹水、肝内胆管拡張などの影響を受けない

・胆管造影や検査検体採取時にも活用可

＜欠点＞

・患者の苦痛は大きい

・胃潰瘍、十二指腸潰瘍の原因ともなりうるため長期留置不可

・胆汁が腸を経由しないことによる脱水や電解質異常、脂肪やビタミンK吸収への影響

胆管ステント留置（内瘻化）

＜利点＞

・患者の苦痛は少ない

・経口摂取への支障がない

・胆汁の排出経路は生理的

＜欠点＞

・胆汁排泄量、色調などの観察ができない

・逆行性感染が起こりやすい

急性化膿性胆管炎では、急性閉塞性化膿性胆管炎（AOSC、症状：レイノルズの五徴※）と胆管炎遷延により多発肝膿瘍形成を生じ、ショック、中枢神経障害、DIC、急性腎不全などMODSを合併していくことで重篤化へと進行し生命の危機に至ることになります。

※1　Charcot's triad（シャルコーの三徴）：上腹部圧痛、悪寒戦慄を伴う発熱、黄疸

※2　Reynolds pentad（レイノルズの五徴）：Charcot's triad＋ショック・意識障害

急性胆嚢炎

【病態】

急性胆嚢炎は、胆嚢壁の循環障害・胆汁成分の組織障害を要因とし、胆汁のうっ滞にともなう胆嚢腫大・胆嚢壁の肥厚によるうっ血・浮腫が生じ、多くは無菌的に発症します。胆石合併胆嚢炎と無石胆嚢炎の 2 つに大別され、約 90% は胆嚢結石を合併しています。

【重篤な合併症】

●化膿性胆嚢炎→敗血症、ショック、DIC、多臓器不全へ移行
●壊疽性胆嚢炎→壊死破綻部からの感染胆汁漏出 → ｛✓ 胆嚢周囲膿瘍 ✓ 横隔膜膿瘍 ✓ 胆嚢穿孔｝ → 広範囲な腹膜炎
●気腫性胆嚢炎→ガス生産菌による胆嚢内腔・壁内・胆嚢周囲組織内のガス貯留、死亡率高い

【治療】

①保存的治療：絶飲食、疼痛管理、抗菌薬投与など
②胆嚢ドレナージ：胆嚢吸引穿刺、経皮的胆嚢ドレナージ
③胆嚢摘出術：胆嚢摘出術をする場合は 48 時間以内がベスト。全身状態が悪化する前のできるだけ早期の手術が望ましいとされている。ただし、重症度や状況によって、症状が軽快してから待機的に手術を行うこともある。

ポイント

発症に続き生じる感染の合併が病態進展への重要なポイントです

発症初期は、右季肋部から心窩部の疝痛発作が主体で感染徴候はほとんどみられませんが、病態の進展には続いて生じる感染の合併が重要となります。起因菌は腸内細菌（大腸菌、クレブシエラなど）が多く、発症から 12 時間以内に半数以上、48 時間以内に 55～80% が感染を合併するとされ感染病態の増悪が胆嚢外への炎症へと波及することにより重症化へと進展します。

<胆石合併胆嚢炎>

胆石が胆嚢頚部・胆嚢管へ嵌頓し閉塞 胆嚢に胆汁うっ滞、粘膜反応性の分泌亢進	→	✓胆嚢腫大・緊満による胆嚢壁の循環障害（虚血） ✓うっ滞胆汁に生じる粘膜障害物質（レシチン、遊離胆汁酸など）

<無石胆嚢炎>

胆嚢動脈遮断による循環障害	→	✓肝動脈閉塞後の虚血性胆嚢炎 ✓胆嚢頚部の捻転 ✓動脈硬化や結節性動脈炎なども一因
長期の非経口的栄養管理による胆汁うっ滞	→	✓胆嚢収縮能の低下、腸管機能の低下

ポイント

ICU では疾患にかかわらず、非経口的栄養管理を要する患者さんにも発症する病態です

（後藤美香）

5 肝臓

1. 肝臓の役割
急性肝不全の理解は肝臓の解剖生理が9割

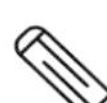

肝臓は生体内でもっとも大きな実質臓器で多くの機能をもち、特徴的な血管支配があります。図を見ながら、役割や機能、位置や血管走行について学びましょう。

❶ 肝臓の解剖

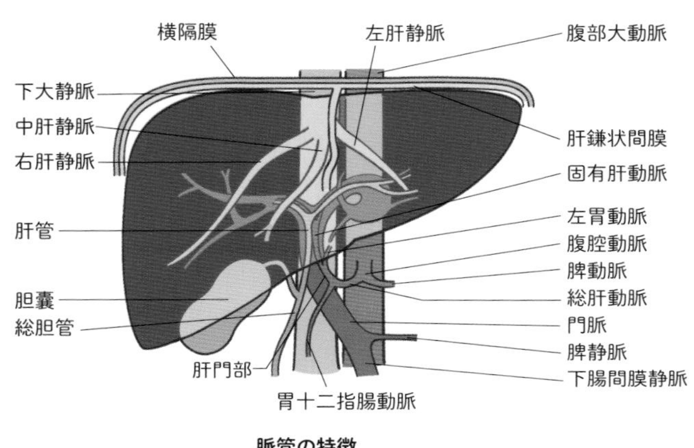

脈管の特徴

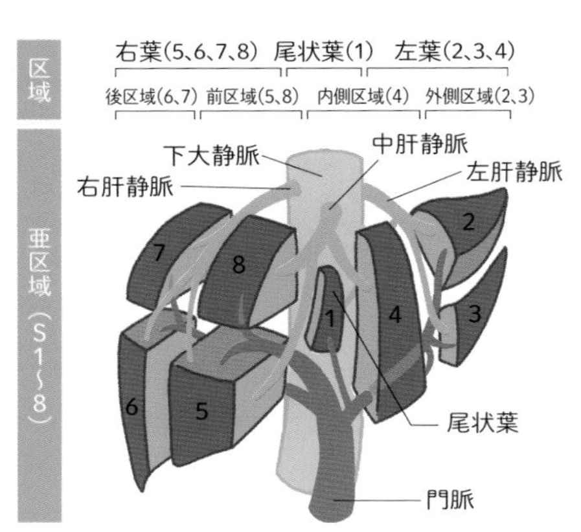

肝区域と亜区域

肝臓は右横隔膜下に位置し、左縁は胸骨剣状突起に達し、上縁は左中鎖骨線上のほぼ第5肋間に位置しています。肝臓はほかの臓器と違って、肝動脈と門脈の2つの血管から血液供給を受けており、心臓から送り出される全血液量の1/4（約1.5L/分）が肝臓に流れ込んでいます。

門脈は消化管で吸収された栄養分（毒素も含む）を肝臓へ運ぶ栄養血管で、肝血流の70%を占める血液を供給しています。肝動脈は酸素を供給しています。静脈は肝臓で代謝した物質を心臓に返すはたらきをしています。門脈と肝動脈は肝内末梢で合流し、血液は肝静脈を経て肝外の下大静脈へと流れます。肝内では、肝動脈と胆管は通常では門脈と並行しており、胆管は肝動脈から血流を受けています。動脈、門脈、胆管が肝臓内へ出入りする部位を肝門部といいます。

肝区域は、門脈の支配領域によって分けられ、肝静脈で 境界が表されています。解剖学的には肝鎌状間膜で、臨床的には血管と胆管走行に基づいてカントリー線（胆嚢底ー下大静脈を結ぶ線）で右葉と左葉に分けられます。

❷ 肝臓の機能

①**代謝機能**：栄養素などさまざまな物質（糖・タンパク質・脂質・ビタミン・ビリルビン・ホルモンなど）の分解・合成・貯蔵を行う

②**解毒機能**：有害物質（アンモニア・薬物など）を代謝（解毒）し、胆汁中か尿中へ排出する

③**生体防御機能**：血中（門脈）から流入する腸管からの異物や有害物を、類洞（肝細胞の間にある毛細血管）に常在しているKupffer細胞（マクロファージ）が捕食し、排除する。免疫担当細胞（NK細胞、NKT細胞、樹状細胞など）が豊富に存在する

④**胆汁の生成と分泌**：1日当たり600～800mLの胆汁を生成し、毛細胆管へ分泌する。胆汁は左右の胆管を通って十二指腸へと流れ、十二指腸乳頭部より分泌。この出口は膵液の流れる膵管も開口、同じ穴から胆汁と膵液が十二指腸へと流れている

ポイント

肝臓は体内における代謝の中心であるとともに、解毒・免疫・胆汁酸生成など生体機能に重要かつ必要不可欠な機能を多義に有する実質臓器です。隣接する器官や組織、血管との関係性とともに理解を深め、病態をとらえましょう。

Column
肝臓を知るのに重要な病態

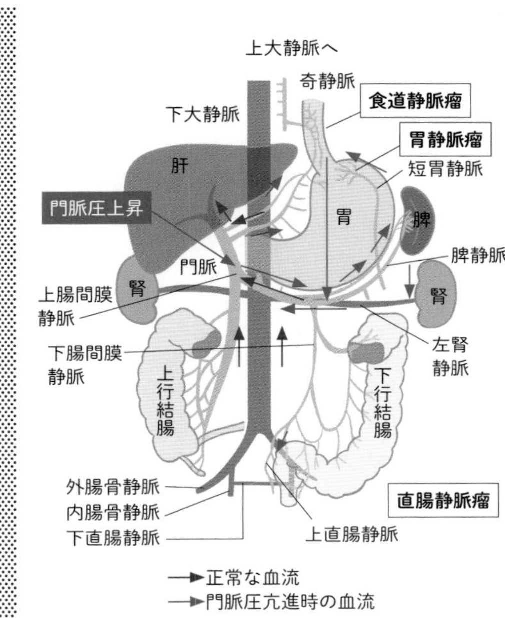

【門脈圧亢進】
門脈血管抵抗が上昇して門脈流入血液量が増加することが原因で、門脈と大循環シャントの発達によってさまざまな病態が生じ、全身状態の増悪をきたす
※門脈圧は通常の場合は100～150mmH_2Oだが、200mmH_2O以上の状態が持続した場合にシャントが発達する

【肝性脳症】
腸管で代謝されたアンモニアが代謝されず大循環へ流入し脳へ移行（意識障害、羽ばたき振戦）

【静脈瘤破裂、粘膜浮腫・うっ血】
吐血、粘膜易出血に注意

【脾腫】
汎血球減少（貧血、出血傾向、易感染に注意）

【腹水】
膠洞圧上昇によってリンパ液が漏出し、低アルブミン血症が引き起こされることで、血漿膠質浸透圧が低下する

❸ 肝臓の代表的疾患 急性肝不全の病態と治療

肝臓は前述のとおり、生体維持に必要な役割を担う再生力・予備能力が大きい臓器ですが、肝炎ウイルス感染、薬物有害事象、自己免疫肝炎的機序などのさまざまな原因により、正常肝ないし肝予備能力が正常と考えられる肝臓の肝細胞が大量に壊れるという障害が起こる場合があります。そのなかでも急速に肝機能が不全になるものを急性肝不全といい、組織としては広範な肝細胞壊死像を呈します。

急性肝不全は、初発症状の出現後8週以内に高度な肝障害が出現し、プロトロンビン時間40%以下ないしINR値1.5以上を示すものと定義されます。非昏睡型と昏睡型に分けられ、さらに昏睡型は急性型と亜急性型に分けられます。

非昏睡型は肝性脳症が認められない、ないしは昏睡度I度までの症状を指します。昏睡型は昏睡II度以上のもので、急性型は初発症状出現から10日以内に昏睡II度以上の肝性脳症が出現するものを指します。亜急性型は初発症状出現から11日以降56日以内に昏睡II度以上の肝性脳症が出現するものを指します。

〈急性肝不全には含まれない類縁疾患〉

遅延性肝不全（late onset hepatic failure：LOHF）	初発症状ないし肝障害出現から昏睡II度以上の肝性脳症発症までの期間が56日以降24週以内
ACLF（acute on chronic liver failure）	慢性肝疾患に肝炎ウイルス肝炎、薬物、アルコール多飲などの要因が加わり急性肝不全症状を生じた病態

急性肝不全の初発は、全身倦怠感・食欲不振・発熱・悪心・嘔吐など急性肝炎症状がみられ、その後、黄疸・腹水貯留・意識障害へと進行します。内科的治療の奏効率は、予後が良好な急性型でも 40% 前後、亜急性型では 20% 前後です。内科的治療で症状が改善しない場合は、脳症の進行にともなう脳ヘルニア、感染症、脳出血などの出血、腎機能障害を含む多臓器不全へ移行し、予後不良となります。

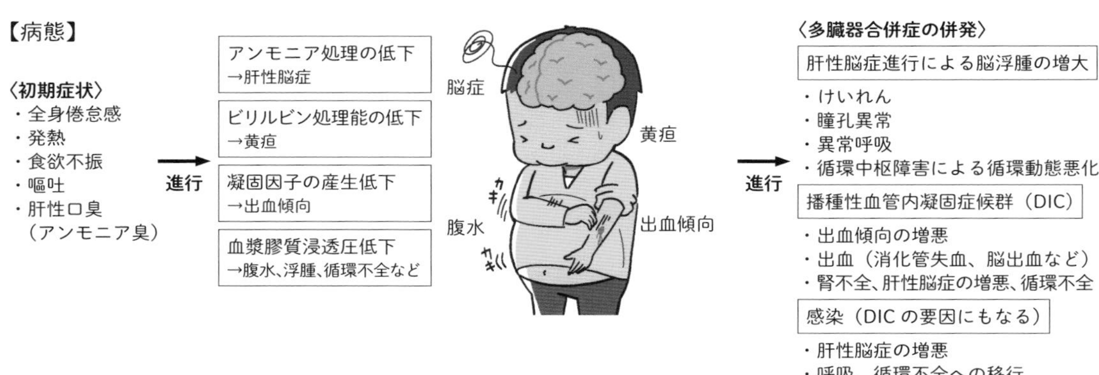

【治療】

原因に対する治療、全身管理、合併症対策、人工肝補助療法などを組み合わせた集学的治療が必要となります。内科的集学治療を行っても肝再生がみられず、救命できないと予測される症例に対しては肝移植も検討されますが、非可逆的脳障害のある場合や自立不可な状態にある場合には適応がありません（脳波、頭部 CT、ABR などで評価）。また、DIC、感染は禁忌となる可能性があるため、内科的治療での早期コントロールが必要です。

また、肝臓には腎不全に対する透析療法のような代替治療がないため人工肝補助療法による除去や補充といった方法が考慮されます。

人工肝補助療法とは、PE（血漿交換）、CHDF（持続的血液濾過透析）、オフ / オンライン HDF（血液濾過透析）などを行う治療です。PE は毒性物質の除去や凝固因子の補充を数日連続して行います。ただし、保険適用には回数に限度があります。

脳浮腫をきたしている重症例においては、CHDF は肝性脳症の原因物質である中分子物質を持続的に除去できる可能性があります。肝性脳症の改善に効果が期待されるため、PE と併用することがあります。

Column 肝予備能評価に活用されるスコアリング

肝予備能の診断に用いられるスコアリングには Child-Pugh スコアや MELD スコアなどがあります。Child-Pugh スコアは T-Bill、Alb、PT-INR（PT%）、肝性脳症、腹水の有無を用いて評価します。MELD スコアは 12 歳以上に用いる重症度判定で PT-INR、T-Bill、Cre、透析の有無を用いて評価します。

〈Child Pugh スコア〉

	1 点	2 点	3 点
アルブミン	3.5 以上	2.8 以上　3.5 未満	2.8 未満
ビリルビン	2.0 未満	2.0 以上　3.0 未満	3.0 以上
腹水	なし	軽度、内服コントロール可	中等度以上、コントロール不能
肝性脳症	なし	1〜2	3〜4
PT（INR） （%）	1.7 未満 70 以上	1.7 以上　2.3 未満 40 以上　70 未満	2.3 以上 40 未満

5〜6 点　：Child-A
7〜9 点　：Child-B
10〜15 点：Child-C
＊15 点以上は移植すべきと考えられている

（後藤美香）

1 腎臓・泌尿器

循環動態が変動したときになにが起こっているのでしょうか？
腎臓、尿管、膀胱、尿道の解剖を考えながら見ていきましょう。

1 腎臓・泌尿器の配置と構造

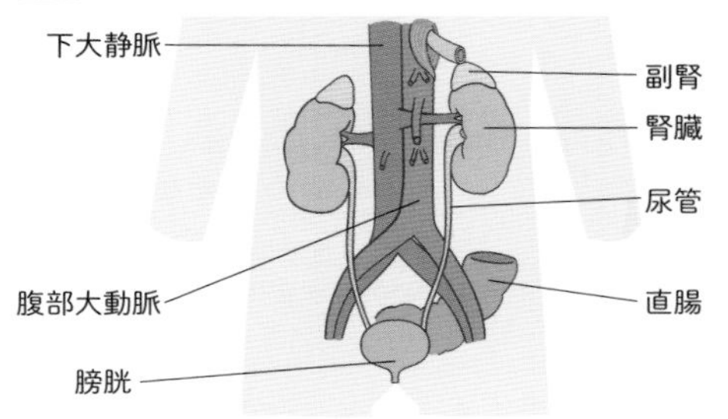

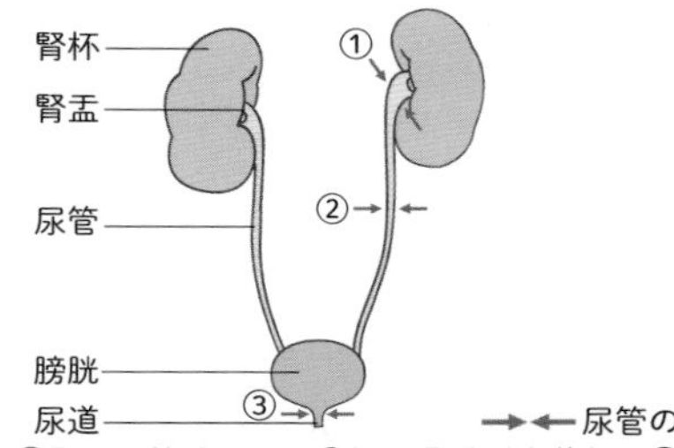

腎臓は十二指腸と膵臓、副腎と同じく、腹壁の後ろにある後腹膜臓器です。左右で対になっており、そら豆のような形をしています。大きさは握りこぶし大で、重さはおおよそ 100〜300 グラムです。第 12 胸椎から第 3 腰椎の間に位置しますが、呼吸や体位などによって少し移動します。右の腎臓は上部に肝臓があるため、左の腎臓より少し位置が低くなっています。

尿管は長さ約 25cm、直径約 5mm の管で腎盂と膀胱をつなぐ尿の輸送管です。粘膜と平滑筋、外膜からなり、平滑筋の蠕動運動により尿を輸送します。尿管には腎盂尿管移行部、総腸管動脈交差部、尿管膀胱移行部の 3 カ所の生理的狭窄部位があり、尿路結石が嵌頓しやすいです。

膀胱は 3 層の平滑筋で構成された伸縮性のある袋状の臓器で、成人では 300〜500mL の尿をためることができます。

ポイント

腎臓は後腹膜臓器であり、背部側に存在し左右で高さが違います。画像検査をする際には注意が必要です

2 腎臓の血管と血流

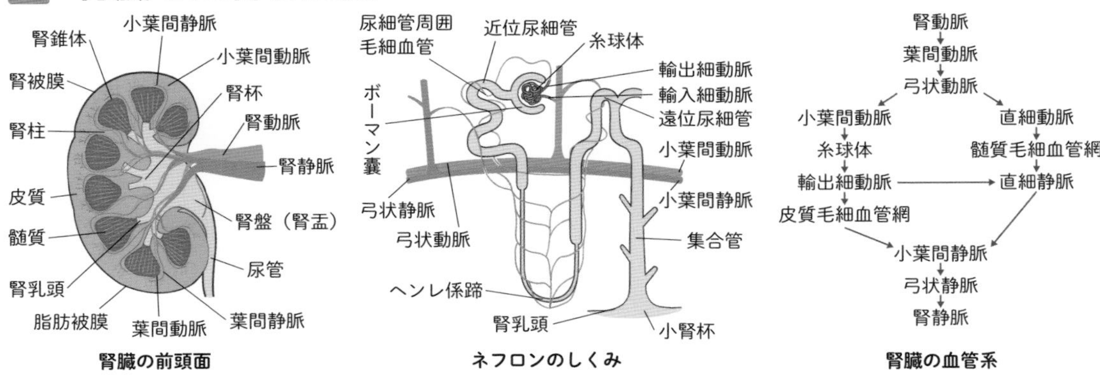

腹部大動脈が分岐して左右の腎動脈となります。左腎動脈は左下副腎動脈・左腎動脈尿管枝を出し、右腎動脈は下大静脈の後ろを通って右下副腎動脈・右腎動脈尿管枝を出し、それぞれ左右の腎臓に血液を供給します。腎門部から腎臓全体に腹腔神経叢・肋骨神経・迷走神経などが分布しています。

ポイント

腎臓は臓器のなかでも最も血流の多い臓器です。
血流を担う血管系をしっかり押さえておきましょう

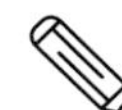

血圧低下や尿量減少がみられるとき、体内ではなにが起こっているのでしょうか。
これらの原因を理解し、どう対応すればいいのかを学んでいきましょう。

3 腎臓の役割

老廃物の排出（尿の生成、水分・電解質の調整）

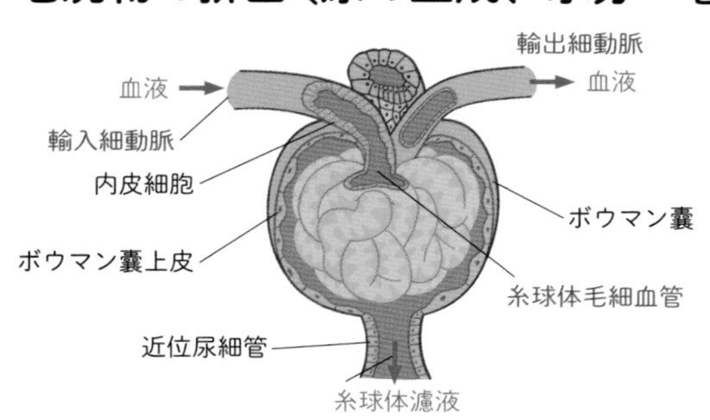

腎小体（マルピギー小体）

ネフロン数	腎臓 1 個に 100 万個
腎血液流量（RBF）	1,000mL 分（心拍出量の 20%）
腎血漿流量（RPF）	500 mL/ 分（血漿は血液の半分）
糸球体濾過量（GFR）	100 mL/ 分（RPF の 20%）
尿量	1mL/ 分（GFR の 1%）

腎臓のもっとも重要な役割は、尿の生成です。腎臓には心臓から全身に送り出される血液の約 25% が流れ込み、糸球体でろ過されます。このろ過液を原尿といい、1 日に約 150L 作られます。原尿には、不要な老廃物と体に必要な物質（水分、糖分、ナトリウム、アミノ酸など）が含まれています。原尿がボウマン嚢を通過して尿細管を流れる間に、体に必要な物質の 99%が再吸収されて血液中に戻り、老廃物は尿となって尿管から膀胱に蓄積されます。

このはたらきによって体内の水分量や血液中の電解質（ナトリウムなど）の濃度は一定に保たれていますが、うまく調節されないと浮腫をきたします。電解質の調節は血液の pH を弱アルカリ性に保ちますが、酸を中和・排泄できなくなると血液の酸度が増し、代謝性アシドーシスとなります。

血圧の調整

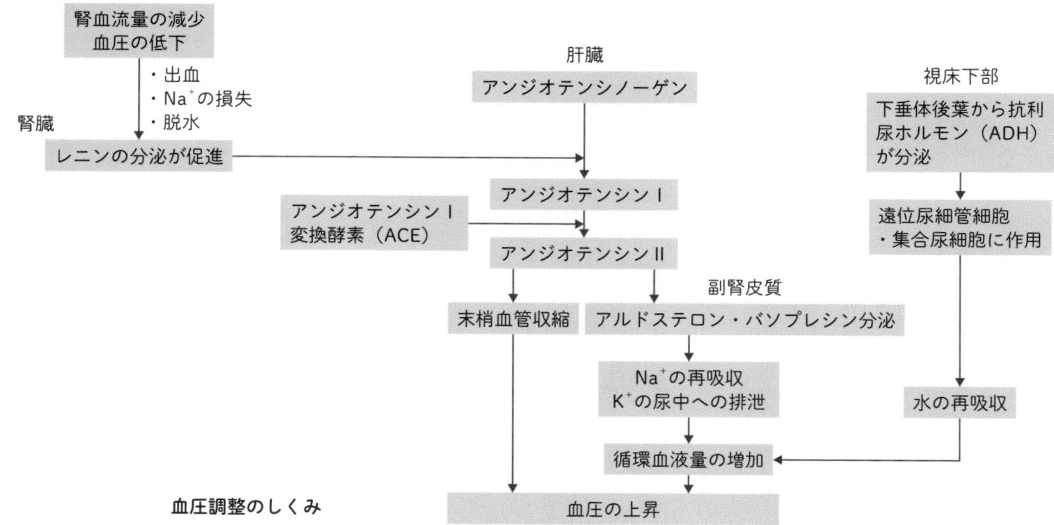

血圧調整のしくみ

腎臓は血液中の水分量を一定に保つことで血圧を調節しています。また、血圧低下時は血圧上昇を助ける「レニン」というホルモンが分泌されます。

ビタミンDの活性化（カルシウムの吸収）

ビタミンDは体内で活性型ビタミンD3に変化することで、骨をつくるのに必要な栄養素になります。腎臓は、このビタミンDを活性化させる役割を担っています。

造血ホルモンの分泌（血液の生成）

骨髄で赤血球がつくられる際にはたらく造血ホルモン「エリスロポエチン」の約85％は腎臓から分泌されます。残りの15％は肝臓から分泌されます。

腎臓の機能が低下してエリスロポエチンの分泌が不足すると、赤血球が十分つくれなくなって貧血が起こります。これを、腎性貧血と呼びます。低酸素血症になるとエリスロポエチンが分泌されます。

4 循環動態と尿量の関係

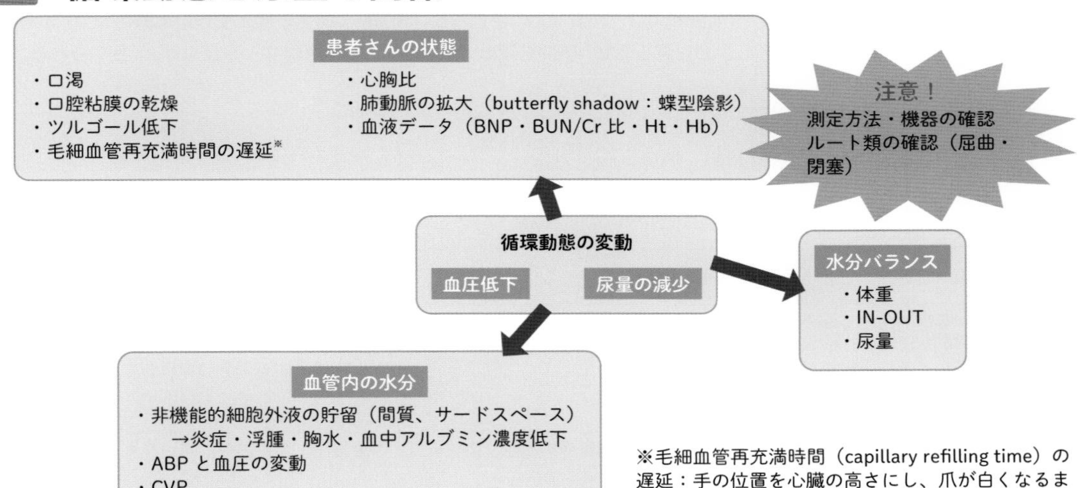

※毛細血管再充満時間（capillary refilling time）の遅延：手の位置を心臓の高さにし、爪が白くなるまで圧迫した後、爪の色が元に戻るまでの時間を測る。脱水状態では2秒以上になる

血管には血管内皮細胞が集まっており、細胞間には間質（サードスペース）と呼ばれるすき間があります。外傷・熱傷・急性中毒・手術・感染などの侵襲により炎症が起こると細胞からサイトカインが放出されて血管の透過性が亢進し、サードスペースへ水分が移動します。その結果、循環血液量が減少して血圧低下や尿量減少などの症状を引き起こします。

循環血液量の減少は輸液で補いますが、炎症が治まってくると血管透過性が正常化してサードスペースに漏出した水分が血管内に戻ってきます。この現象をリフィリング（refilling）といい、腎機能が保たれていれば尿量の増加や血圧・中心静脈圧の上昇がみられます。その際、輸液量を減らしていないと肺水腫を招く危険性があるので注意しましょう。

ポイント

体液がどこに存在しているのかに応じて対処する必要があり、尿量との関係性を十分に理解しておくことが重要です

5 腎臓の代表的疾患

脱　水

人間の体の60%は水分であり、そのうち40%は細胞内にある「細胞内液」、残り20%は外から細胞を取り囲む「細胞外液」と呼ばれています。細胞内液と細胞外液の大きな違いは、その中に含まれている電解質の割合です。細胞内液はカリウムが多く、細胞外液はナトリウムとクロールが多くなっています。

腎臓は、不要な老廃物を尿として排出する際に体内の水分と電解質のバランスを調整し、生命維持に必要な電解質の濃度を一定に保つ働きを担っています。

脱水とは体液の喪失により生じる病態です。脱水が起こると、水分は浸透圧が低い（ナトリウム濃度が低い）ほうから、浸透圧が高い（ナトリウム濃度が高い）ほうへ移動します。どこの水が失われているかによって、**高張性脱水**、**等張性脱水**、**低張性脱水**と分類され、診断や治療が変わってきます。

救急処置として輸液で喪失分を補いますが、脱水の種類によって輸液の内容は変わります。皮膚のはり（ツルゴール※）、体重減少、頻脈、血圧低下、血液検査、下大静脈エコー検査などの検査所見に留意して脱水の鑑別を行います。

※脱水の評価では、皮膚をつまんで離し、元に戻るまでの時間を測るツルゴールテスト・ツルゴール反応がよく用いられる。

	高張性脱水 （水分欠乏性脱水・血管内脱水）	等張性脱水	低張性脱水 （塩分欠乏性脱水）
状態	・細胞内液の水分が減少（血液が濃い） ・**高ナトリウム**血症を併発する	循環血液量が減少	・細胞外液のナトリウムが減少（血液が薄い） ・低ナトリウム血症を併発する
水分移動	細胞内→細胞外	なし	細胞外→細胞内
原因	下痢・嘔吐・発汗・尿崩症などで体内の水分が失われることによって起こる。脳梗塞などで口渇中枢が障害されている場合や飲水できない高齢者、腎臓の濃縮力が未熟な子どもも発症しやすい。	出血や熱傷などで急速に細胞外液が失われることによって起こる。	下痢・嘔吐・発汗、利尿薬の過剰投与、低アルドステロン症などによって起こる。
症状	脱力感、全身倦怠感、口渇、口腔粘膜の乾燥、頚動脈の虚脱、血圧低下、尿量減少、体重減少、発汗消失		
	【高ナトリウム血症】 高熱、過換気、口渇感、けいれん、易刺激性、昏睡（くも膜下出血・脳出血）		【低ナトリウム血症】 嘔吐、下痢、血圧低下
治療	低張液の輸液	等張液の輸液	
注意点	口渇を強く訴えるが、症状は軽い。ただし、循環不全を起こしやすい。輸液の際は、浸透圧利尿によってさらに脱水になることもあるため注意する。		不適切な輸液でも発症するほか、脱水の原因が複数合わさる重症例もあるため、データをみながら輸液量の調節や輸液製剤の変更を検討する必要がある。

ポイント

【ケア】

脱水の7割は等張性脱水なので、初期輸液時にデータがなければとりあえず等張性と考えます。尿量や輸液量など目に見える指標だけでなく、不感蒸泄や年齢、基礎疾患などにも注意してIN/OUTを考えましょう。可能であれば経口での水分摂取を促します。基礎疾患をもつ患者さんが多いので血栓などの重症合併症にも注意が必要です

【観察時】

普段と比べて経口水分摂取量がどの程度減っているか、最後に排尿したのはいつか、嘔吐の量・回数、下痢の量・回数、発汗の有無・程度、体重減少の有無・程度を確認しましょう

高ナトリウム血症

高ナトリウム血症は自由水のバランス異常です。体内の水分に比べてナトリウムが過剰にあり、血清ナトリウム濃度が上昇して体液が濃い状態（血液検査で血清ナトリウム≧ 145mEq/L）を指します。ナトリウム濃度が上昇すると血清浸透圧も上がり、体液は浸透圧によって細胞内液から細胞外液に移動しようとします。そのため細胞内の脱水が起こり、細胞外液量が増加すると循環量過剰の症状が出現します。

原因を探るには、まず腎からの水分喪失か腎以外からの水分喪失かを考えます。高張性脱水のようにナトリウムとカリウムに比べて水分の喪失が著明な場合や、尿崩症によって過剰に尿から水分が喪失する場合に加え、ナトリウム含有量の多い抗菌薬の点滴投与や利尿薬など医原性によることもあるので注意が必要です。ほかに重炭酸ナトリウムやナトリウム錠の過剰摂取、ナトリウム溶液の過剰な投与、発熱、重度の熱傷などが考えられます。

通常は水分を摂取すれば改善されますが、不調を訴えられない患者さんは症状の進行に注意が必要です。水分摂取は 5% ブドウ糖液の輸液または経口補水を使用します。排泄される体液より低張な体液を補います。なお、蒸留水は浸透圧がゼロなので、輸液で急速に静注すると溶血を起こす危険があります。

細胞外液量が増加している場合は、自由水を補いつつ過剰な Na を排出させるために利尿薬の使用を検討します。

ポイント

急激な補正は脳浮腫をきたす危険があるため、緩徐に行いましょう（10mEq/L/ 日を超えないようにする）

浮　腫

浮腫とは、細胞外液（組織間液と血漿）のうち、組織間液（間質液）が過剰に増加して体外から腫脹を認める状態をいいます。浮腫は血管内から間質に水が移動し、水とナトリウムが貯留される過程で発生します。

循環血漿量は 3L 程度ですが、間質の水分量が 2.5～3.0L 増加するまでははっきり浮腫とは見えにくく、浮腫を形成する体液量がすべて血漿由来であれば、患者さんは著明な血液濃縮やショックをきたしてしまいます。しかし、実際にはそのような血液濃縮やショックが起こらない理由は体内の体液量を調節する機能によるためであり、腎臓が大きな役割をしています。つまり、血管内から間質に体液が移動することで循環血液量が減ると、腎臓で水とナトリウムの保持作用が亢進して循環血液量が戻ります。

原因	・毛細血管内圧上昇 （腫瘤による圧迫など） ・腎でのナトリウム保持 による血漿量の増加	・静脈閉塞 ・動脈拡張 ・低アルブミン血症	・血管透過性亢進（炎症） ・リンパ管閉塞 （リンパ管転移など） ・内分泌異常（粘液水腫）
所見	【全身性浮腫】 ・頚動脈の怒張 ・手指の腫脹 ・下肢の浮腫	【腎性浮腫】 ・眼瞼浮腫 ・顔面浮腫 ・血圧上昇	【高度全身性浮腫】 ・肺水腫 ・胸水 ・腹水
治療	【全身性浮腫】 ・塩分摂取の制限と安静 ・血液浄化療法による除水	・利尿薬やアルブミン製剤の投与 （高度の高アルブミン血漿の場合）	

ポイント

利尿薬の使用は体液量とともに組織還流も減少するので注意が必要です

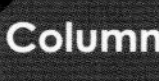

無尿・乏尿？それとも尿閉？

尿量が減少すると無尿・乏尿を疑いますが、尿道カテーテルが入っているときに尿量が減った場合は、カテーテルの屈曲やバルーンが尿道の途中で膨らんだために尿閉となっている可能性があります。

尿閉の状態で輸液を増やすと膀胱尿管逆流（VUR）をきたして発熱したり、血圧が上昇したり、腎機能障害を起こします。エコーを当ててみるとカテーテルの屈曲や挿入状況は確認できるので、尿道カテーテル導入時は注意しましょう。

【引用・参考文献】
1）下正宗．コアテキスト１人体の構造と機能．第２版．東京，医学書院，2010，336p.
2）高橋章子．救急看護 30 のポイント．東京，照林社，1999，207p.
3）医療情報科学研究所．病気がみえる vol.8 腎・泌尿器．東京，メディック・メディア，2019，2-89.
4）林正健二．ナーシング・グラフィカ 人体の構造と機能①解剖生理学．大阪，メディカ出版，2016，432p.

（若松ひろ子）

体内のカリウム量の変動は、摂取量、体内分布、排泄の３つに関連することを理解しましょう。

6 尿量による影響（低カリウム血症・高カリウム血症）

カリウムの排泄と蓄積

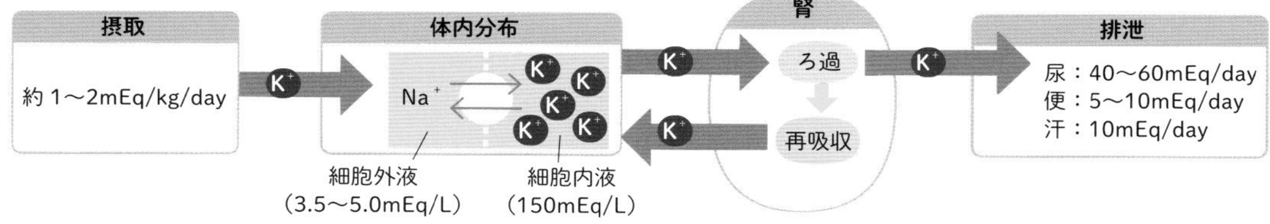

通常、カリウムは食物中から約 1〜2mEq/kg/day 摂取され、体内では細胞内液に 150 mEq/L、細胞外液（血液）に 3.5〜5.0mEq/L の濃度で分布します。そして、尿から 40〜60 mEq/day、便から 5〜10mEq/day、汗から 10 mEq/day 以下で排泄されます。

体内のカリウムは①食物や薬剤からの摂取、②細胞内・外の分布、③排泄（腎性・腎外性）の３つが正常に機能することで、血清カリウム値 3.5〜5.0mEq/L という適切な範囲に維持されています。腎機能が正常であれば多少の摂取の過不足や体内分布の異常は是正されますが、①〜③のいずれかに大きな異常が生じれば血中濃度にも変化が表れ、人体にさまざまな弊害をもたらします。

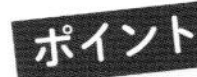

体内のカリウム量は、摂取、体内分布、排泄が正常に機能することで適切な範囲に維持されます

低カリウム血症と高カリウム血症

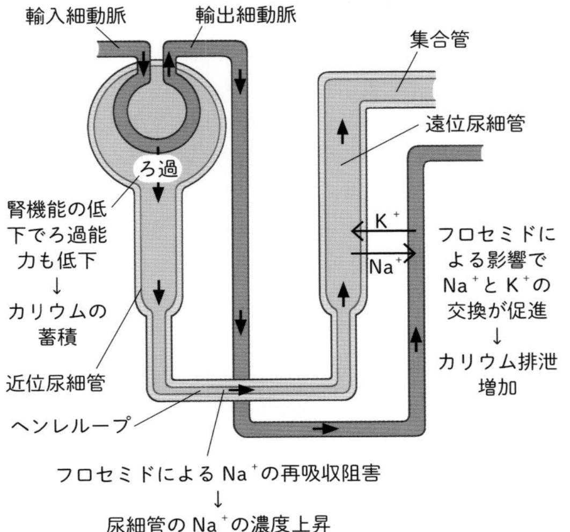

血清カリウム値の低下は、長期間の摂取不足、細胞内への移動（アルカローシス、インスリンなど）、排泄の増加（尿細管機能異常、利尿薬など）に大別されます。

例えば、フロセミドなどのループ利尿薬は、尿細管のヘンレループでナトリウム（水）の再吸収を阻害することで尿量を増やします。また、ヘンレループでナトリウム濃度が上昇することで、遠位尿細管や集合管でのカリウムの排泄が促進されます。その結果、血清カリウム値が低下します。

血清カリウム値の上昇は、過剰摂取（輸血、カリウム製剤、食物など）、細胞外への移動（アシドーシス、インスリン欠乏、細胞破壊など）、排泄の減少（腎機能低下、薬剤性など）に大別されます。

例えば、腎機能が低下すると糸球体での水やカリウムのろ過能力が低下して尿量は減少します。その結果、血清カリウム値が上昇します。

ポイント

利尿薬（フロセミド）の使用や腎機能の低下は、血清カリウム値に大きく影響します

腎機能を代替する血液透析とダイアライザ（透析器）の概要を理解しましょう。

7 血液透析の役割

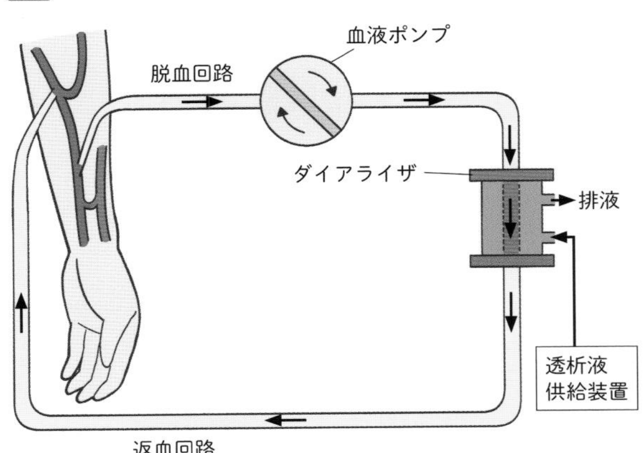

腎臓には種々の重要な役割がありますが、そのなかでも血液透析は血液中の老廃物や余分な水・電解質などを排泄する機能を代替します。

正常な腎臓では、糸球体でろ過された水と老廃物を含むさまざまな物質が原尿として尿細管を通過する過程で、再吸収と分泌を行います。そして、不要な物質と水が集合管へ向かい、最終的に尿として体外へ排泄されます。

腎臓に障害が出てこれらの機能が低下した場合、血液を体外へ脱血し、ダイアライザ（透析器）を通過する過程で余分な水や老廃物を除去した後に体内へ返血する血液透析が必要になります。

ポイント

血液透析は、腎臓の重要な機能である水と老廃物の除去を代替します

8 透析膜と糸球体の違い

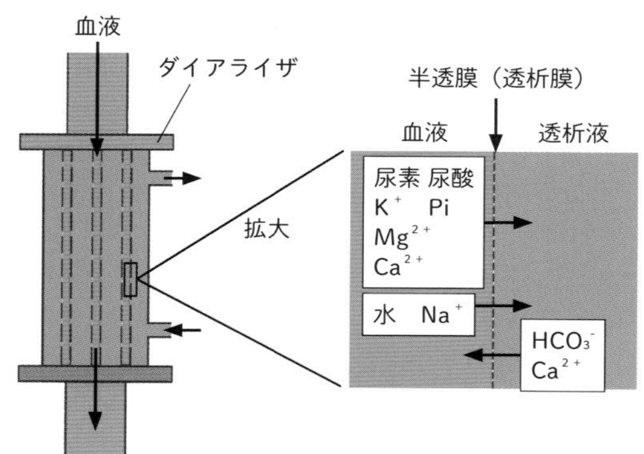

血液透析で使用されるダイアライザ（透析器）は、半透膜の性質をもつ透析膜が細い管状の中空糸となり、幾重にも束ねられた構造をしています。

透析膜（半透膜）は、人体における糸球体に該当し、血液と透析液との間で起こる拡散や限外ろ過による物質の移動を可能にします。しかし、透析膜は糸球体とまったく同じ機能があるわけではありません。水溶性ビタミンや微量元素、電解質は透析の過程で除去されやすく、体内欠乏をきたすことがあります。そのため、モニタリングと欠乏物質の補充が必要になります。

例えば、電解質のひとつであるリンは、細胞への酸素供給やATP産生などに必須の物質です。重度の欠乏症に陥ると神経筋症状などさまざまな弊害をもたらします。

ポイント

血液透析により、体内で欠乏しやすくなる物質があります

（佐藤慎哉）

1 脳の解剖の基本（配置とおもな役割）

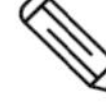

前頭葉・側頭葉・頭頂葉・後頭葉などの脳の構造と配置を
図をみて理解し、そのおもな役割について学びましょう。

1 脳の配置とおもな役割

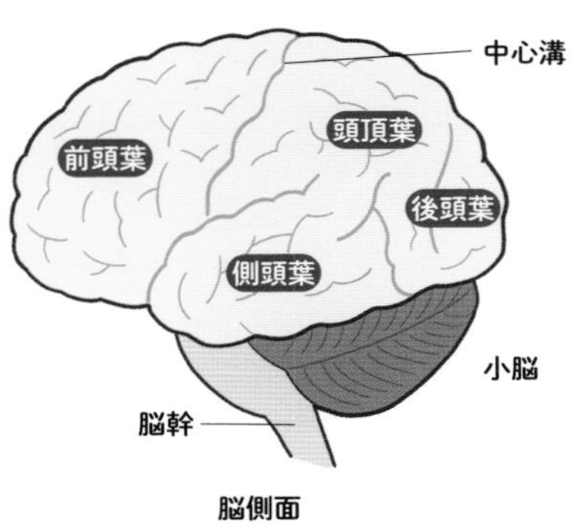

脳側面

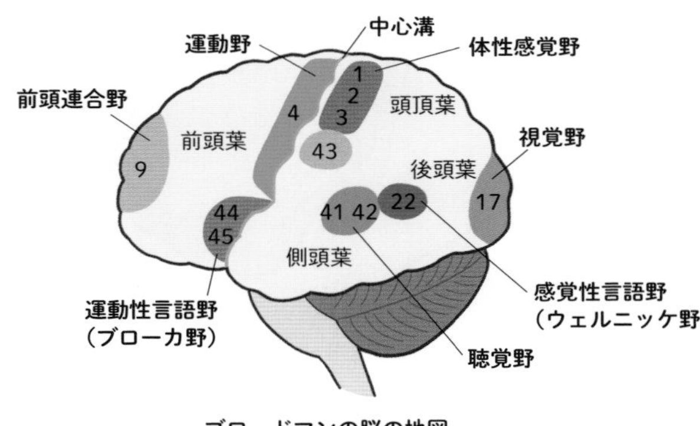

ブロードマンの脳の地図

脳の配置は側面図のとおりです。各所の機能分布として、ブロードマンの脳の地図の中から重要な領域区分番号を用いて、その機能と損傷した際に発生する障害について表にまとめました。

	領域区分	機能	損傷した際に発生する障害
前頭葉	4 運動野	運動指令を脳幹や脊髄へ出力する主要な拠点	対側の運動麻痺を起こす
	9 前頭連合野	行動計画に必要な情報を側頭葉や頭頂葉から受け取り、複雑な行動計画を組み立て、その実行の判断を行う	ルールに従った行動ができなくなったり、対象を正しく評価したり、計画の立案と遂行ができなくなる
	44,45 運動性言語野（ブローカ野）	言語処理および音声言語、言語を組み立てて発語する役割をもつ	複雑な文法に基づく発語ができなくなる失語症（ブローカ失語）を起こす
側頭葉	22 感覚性言語野（ウェルニッケ野）	言語を聞いて理解する役割をもつ	流暢に話せるが、意味のある言葉が少なくなる失語症（ウェルニッケ失語）を起こす
	41,42 聴覚野	聴覚（音）情報の処理を担う	音の情報は入ってくるものの、処理ができないため音を聞き取ることができなくなる
頭頂葉	1,2,3 体性感覚野	触覚、温度感覚、痛覚の皮膚感覚と深部感覚からなり、感覚情報を受け取って処理する役割をもつ	体性感覚の感覚障害を起こす
後頭葉	17 視覚野	目から入力された視覚情報を処理する役割をもつ	視野狭窄や視野障害を起こす

2 大脳基底核の配置とおもな役割

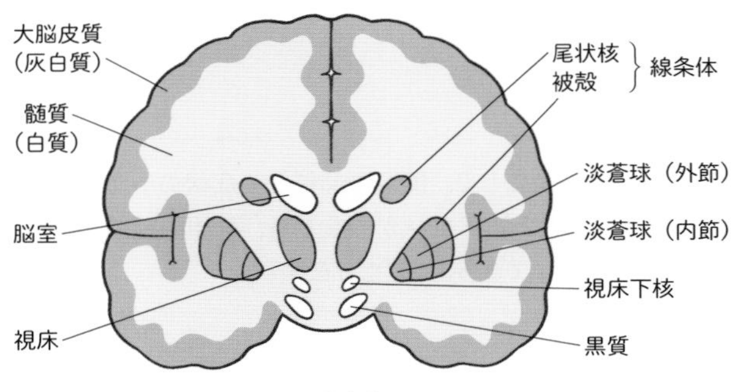

大脳基底核

大脳基底核は線条体（尾状核・被殻）と淡蒼球、視床下核、黒質からなります。

小脳などとともに、錐体路による運動の命令を調整してスムーズに体を動かすはたらきがあります。また、認知機能や学習、情動にもかかわっているとされており、大脳皮質からの入力によって行動の開始や停止を適切に選択する役割を担います。この部位が障害されるとスムーズに体を動かせなくなります。

3 小脳と脳幹（中脳・橋・延髄）の配置とおもな役割

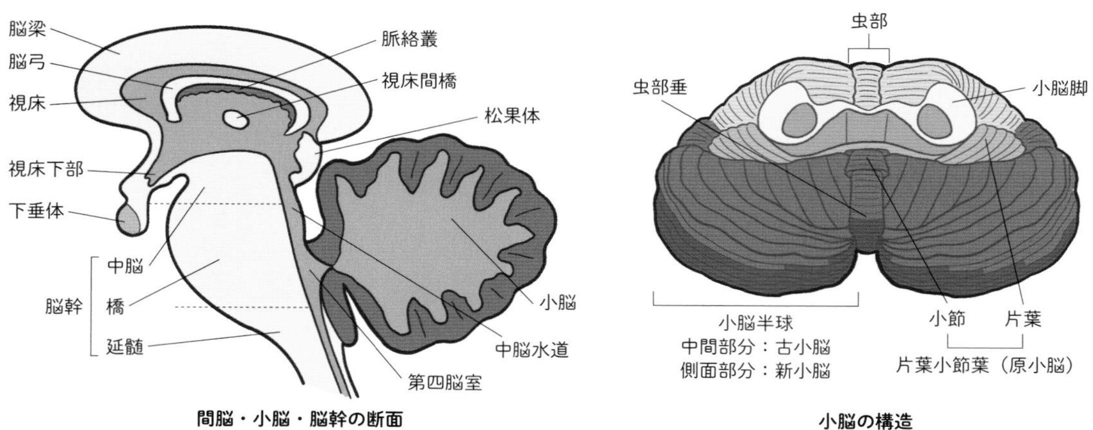

間脳・小脳・脳幹の断面　　小脳の構造

小脳の機能

小脳は橋および延髄の後面にあり、第四脳室を覆っています。新小脳、古小脳、原小脳の 3 つに分けられ、新小脳は大脳から送られる運動指令を自動化して脳にフィードバックするはたらきをしています。古小脳と原小脳は平衡感覚や筋からの情報を利用した姿勢の維持や、細かい運動調整に関与しています。

手足、眼球などの運動動作は、大脳皮質に情報を送らず、小脳みずからが脳幹や脊髄経由で直接筋肉に指令を送って調整します。小脳は大脳の 10 分の 1 の大きさしかないのに、大脳よりもはるかに多くの神経細胞があります。

脳幹の機能

脳幹は長さ約 7.5cm、太さは親指程度と小さな部分ですが、意識・呼吸・循環を調整するなど、生命維持に関する重要な役割を担っています。

【中脳】

視覚や聴覚、眼球運動などの中枢があり、音の刺激で眼球を動かしたり、体を動かす反応をしています。眼球運動や縮瞳、対光反射にかかわる動眼神経があります。

【橋】

上部の中脳や大脳と下部の延髄以下の部分の連絡路で、三叉神経、顔面神経核、蝸牛神経核などがここを通っています。また、呼吸調節にも関係しています。

【延髄】

大脳や小脳と脊髄をつなぐ中継点に位置しています。延髄には、呼吸中枢や循環器中枢など生命維持に重要な中枢が存在しています。具体的には、呼吸・嘔吐・嚥下・消化・心拍数の調節などが挙げられます。延髄が障害されると、呼吸・循環に影響し、生死にかかわることがあります。

ポイント

脳の解剖の基本（配置とおもな役割）をしっかりと理解しておくことで、損傷の部位から症状の予測ができ看護ケアへとつなげることができます。また、損傷の部位と臨床症状がつながり、身体機能の障害と生活行動の関連、さらには残存機能の予後を考えることができるようになります

（新川裕樹）

2 脳動脈・栄養血管

脳血管の走行と、各所の栄養血管について学びましょう。

1 脳動脈・栄養血管の配置とおもな役割

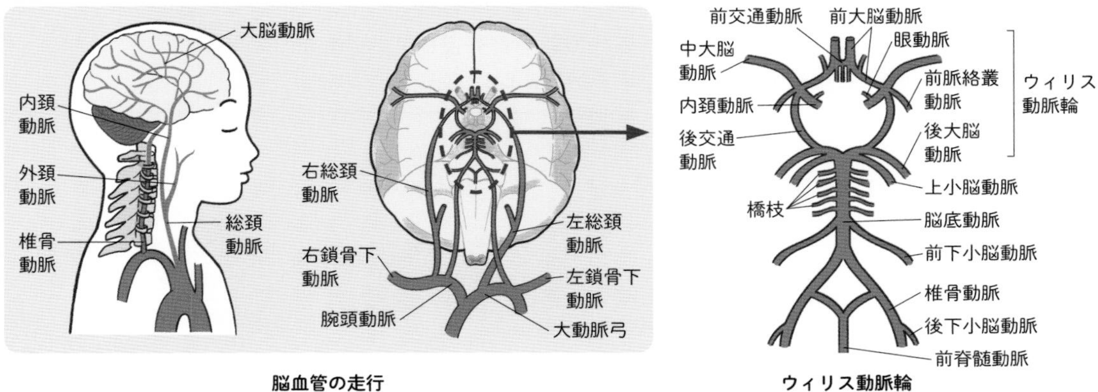

脳血管の走行　　ウィリス動脈輪

脳はたくさんの血液を必要としており、心拍出量の約15％の血液が大動脈を通じて脳に運ばれます。その際に重要な血管が頸動脈と椎骨動脈です。これらの動脈が閉塞すると大きな脳梗塞を起こし、生死にかかわることがあります。おもな脳動脈・栄養血管は下記のとおりです。

総頸動脈	左総頸動脈は大動脈弓、右総頸動脈は腕頭動脈から出ており、気管と咽頭の外側を通っています。 総頸動脈は、甲状軟骨上縁の高さで内頸動脈と外頸動脈に分岐しています。
内頸動脈	総頸動脈から分岐して頭蓋内に入り、脳の80％を栄養しています。
椎骨動脈	鎖骨下動脈から分岐して頭蓋内に入り、脳を栄養しています。
脳底動脈	左右一対の椎骨動脈が延髄と橋の境界付近で合流し、脳底動脈となります。 脳の中心を走る動脈で、脳幹・小脳・側頭葉や後頭葉に血液を送る重要な動脈です。
前大脳動脈	頭蓋の底部で内頸動脈から分かれ、前頭葉や頭頂葉など大脳の前部に血液を供給しています。 左右一対あり、前交通動脈によって連結しています。
中大脳動脈	頭蓋の底部で内頸動脈から分かれます。左右一対あり、大脳半球の大部分に血液を供給しています。
後大脳動脈	脳底動脈から左右に分かれ、後交通動脈によって中大脳動脈と連結します。 側頭葉や後頭葉など大脳の後部に血液を供給しています。
ウィリス動脈輪	内頸動脈系と椎骨動脈は後交通動脈によって脳底部でつながっており、左右の内頸動脈系は前交通動脈によって連絡しています。ウィリス動脈輪はこれら各動脈の輪状または六角形の動脈吻合に連なっている部分を指します。脳のさまざまな場所へ血液を均等に分配する機能をもち、仮に動脈1本が閉塞したとしても、ほかの血管から脳内に血液が流れるように作用します。

ポイント

脳血管は略語で表現されることが多いため、以下を覚えておきましょう。

- 前大脳動脈＝ACA（Anterior cerebral Artery）
- 中大脳動脈＝MCA（Middle cerebral Artery）
- 後大脳動脈＝PCA（Posterior cerebral Artery）
- 前交通動脈＝Acom（エーコム）（Anterior Communicating Artery）
- 後交通動脈＝Pcom（ピーコム）（Posterior Communicating Artery）
- 脳底動脈＝BA（Basilar Artery）
- 椎骨動脈＝VA（Vertebral Artery）
- 内頸動脈＝ICE（Internal Carotid Artery）
- 外頸動脈＝ECA（External Carotid Artery）
- 総頸動脈＝CCA（Common Carotid Artery）
- 上小脳動脈＝SCA（Superior cerebellar Artery）
- 橋動脈＝PA（Pontine Arteries）
- 前下小脳動脈＝AICA（アイカ）（Anterior Inferior Cerebellar Artery）
- 後下小脳動脈＝PICA（パイカ）（Posterior Inferior Cerebellar Artery）
- 内頸動脈－後交通動脈分岐部＝IC-PC（アイシー ピーシー）

（新川裕樹）

3 瞳孔変化・眼球運動（仕組み・評価）

1. 対光反射のポイント
瞳孔不同の理解は動眼神経の解剖生理が９割

瞳孔に光を当てると瞳孔が収縮する仕組みを対光反射といいます。
こうした瞳孔変化や眼球運動について学びましょう。

❶ 対光反射の刺激の経路

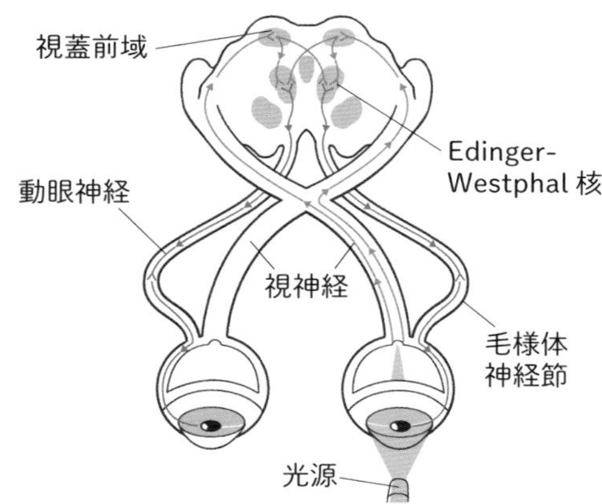

対光反射とは、瞳孔に光を当てると瞳孔が収縮する仕組みをいいます。対光反射の刺激は、**光→網膜→視神経→視索→視蓋前域→両側 Edinger-Westphal 核→動眼神経（縮瞳）**という経緯で伝わります。

視蓋前域から Edinger-Westphal 核へ刺激が伝わる際に両側性に伝達するため、片側の瞳孔に光を当てても両側の瞳孔が収縮します。

また、対光反射には視神経と動眼神経がかかわるため、**直接対光反射と間接反射**の両方を観察する必要があります。

❷ 直接対光反射・間接対光反射の観察方法

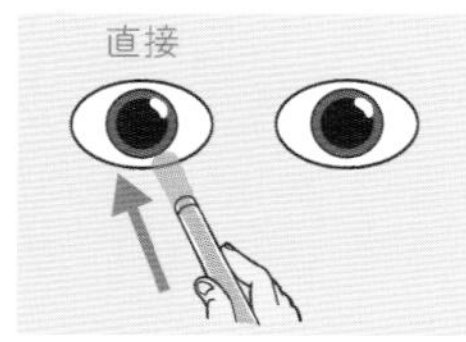

①右側に光を当てて右側の瞳孔の収縮を確認します。（右の直接対光反射）

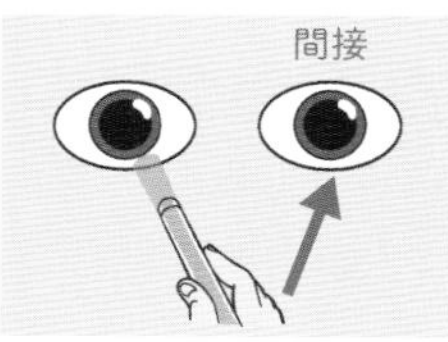

②右側に光を当てて左側の瞳孔の収縮を確認します。（左の間接対光反射）

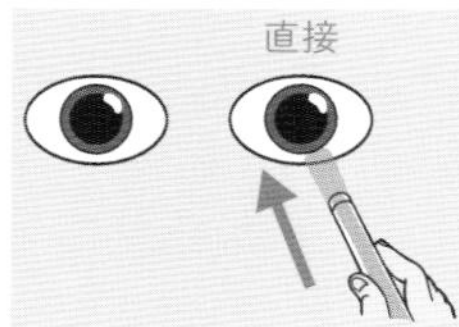

③左側に光を当てて左側の瞳孔の収縮を確認します。（左の直接対光反射）

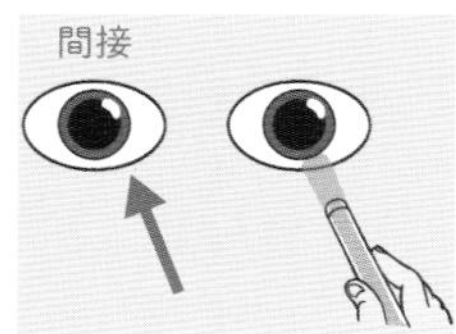

④左側に光を当てて右側の瞳孔の収縮を確認します。（右の間接対光反射）

直接対光反射とは、直接光を当てた瞳孔の収縮を指します。間接対光反射とは、光を当てた瞳孔と反対側の瞳孔の収縮を指します。

①〜④が同じ大きさで収縮すると正常です。

❸ 瞳孔不同が起こる原因：動眼神経の障害

テント切痕ヘルニア

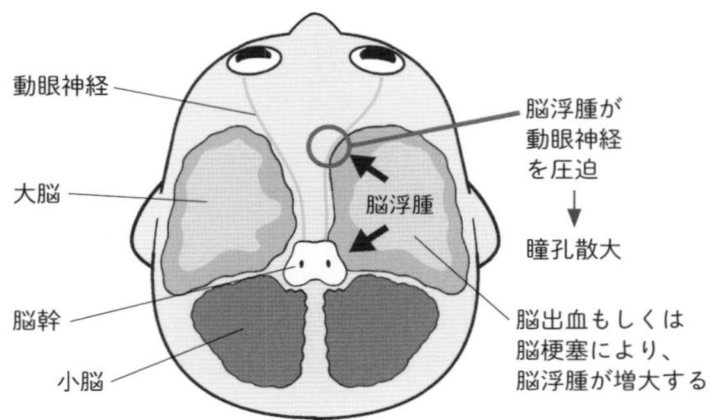

動眼神経に障害があると障害のある側の瞳孔が散大します。脳出血や脳梗塞でテント上の頭蓋内圧が亢進して脳がむくみ、テント上からはみ出して中脳を圧排するのがテント切痕ヘルニアです。中脳から眼窩に向かう動眼神経が圧迫されて障害を受けます。

この状態が持続すると、脳幹が圧迫されて呼吸循環に影響を及ぼし、生死にかかわるため、緊急で対応が必要です。

糖尿病

糖尿病歴が長い患者さんはさまざまな神経障害をきたし、動眼神経も障害を受けます。瞳孔が散大しているが意識障害や運動麻痺などがなく、ほかに原因がない場合は糖尿病が原因による瞳眼神経麻痺を念頭におく必要があります。

内頚動脈 - 後交通動脈分岐部（IC-PC）の脳動脈瘤

内頚動脈 - 後交通動脈分岐部の分岐部は動脈瘤の好発部位です。動脈瘤が大きくなると動眼神経を圧排し、動眼神経麻痺を起こして瞳孔を散大させます。

❹ 瞳孔不同が起こる原因：角膜、網膜、視神経の障害

光は角膜を通って網膜に入り、視神経に至ります。その際、角膜・網膜・視神経のどれかに障害があると“光が入っている”という情報が中脳まで伝達されません。この場合は障害のある側の眼にとっては、いわば「夜」の状態です。障害のない側に比べて瞳孔は散瞳しており、瞳孔不同がみられます。

ポイント

瞳孔からはさまざまな所見が得られます。障害されている部位を確かめるために、瞳孔の大きさと、瞳孔に光を当てたときに収縮するかを確認します。
また、左右の瞳孔の大きさが違う瞳孔不同は、脳ヘルニアの発見のために重要です。脳ヘルニアは脳幹が圧迫され、呼吸循環に影響を及ぼし生命にかかわるため、瞳孔の変化を注意して観察しましょう

（新川裕樹）

4 脳脊髄液とドレーン管理

1. ドレーン管理
ドレーン管理は脳脊髄液の解剖生理が9割

解剖生理をふまえて、使用されるドレーンの入る位置や種類、異常所見について理解することが必要です。あわせて低髄液圧症候群についても学びましょう。

❶ 脳神経外科で使用されるドレーン

脳脊髄液はおもに脳室内の脈絡叢で作られ、脳や脊髄周囲のくも膜下腔を流れて上矢状洞のくも膜顆粒から静脈へと吸収されます。

脳脊髄液は通常は無色透明で、脳室やくも膜下腔に約150mL存在するといわれています。1日の産生・吸収量は約500mLであり、1日に3〜4回の産生と循環と吸収を繰り返しています。

❷ 低髄液圧症候群

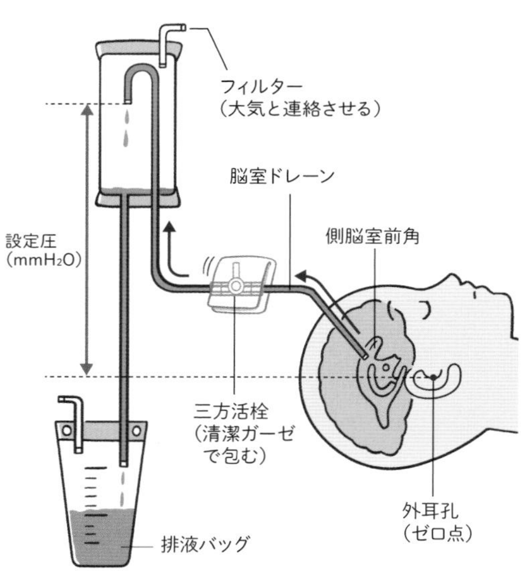

開放式ドレーン（脳室ドレーン・腰椎スパイナルドレーン）は、エアフィルターのクランプが閉まった状態になるとドレーン内に陰圧がかかり、サイフォンの原理※によって髄液が過剰に排出されるオーバードレナージが起こります。

オーバードレナージになると脳が下垂したり、神経が引っ張られたりして頭痛・背中の痛み・めまい・嘔気などの症状が出現します。これを低髄液圧症候群といいます。また、急激な髄液排出時には脳出血を起こす可能性があります。

※サイフォンの原理

サイフォンとはギリシア語で「チューブや管」を意味します。すき間のない管を利用して、液体をある地点から目的地まで、途中出発地点より高い地点を通って導くメカニズムをサイフォンの原理と呼びます。

【脳神経外科領域で使用されるドレーン】

脳室ドレーン
- **入る位置**：側脳室から第三脳室（側脳室前角・後角が多い）
- **ドレーン種類**：開放式、髄液ドレナージ
- **性状と量**：無色透明で排液量 200～250mL/日
- **異常所見**：ドレーンの先端は第三脳室付近にあり、横から見ると外耳孔の高さに当たります。拍動が比較的はっきりとしているため、拍動がない場合は髄液循環経路が妨げられている可能性があります。中脳水道の圧迫、第四脳室の圧迫などによる水頭症を考えます。髄液の血性変化は、新たな出血の可能性を考えます。混濁変化は、炎症（髄膜炎）が起こっている可能性を考えます。
- **ドレーン閉塞、抜去時に気をつけること**：患者さんの生命に直接かかわる事態となります。ドレーンが閉塞して髄液循環経路が妨げられることによって水頭症を生じ、頭蓋内圧亢進を引き起こすことがあるため、頭蓋内圧亢進症状に気をつけます。また、意識障害がある患者さんは、無意識の体動や手の動きによってドレーンが抜去されることがあるため、注意しましょう。

脳槽ドレーン
- **入る位置**：脳槽（脳低槽、前橋槽など）
- **ドレーン種類**：開放式、髄液ドレナージ
- **性状と量**：血性から淡血性・淡々血性（術後に挿入されることが多いため）
- **異常所見**：拍動は脳室ドレナージに比べるとやや弱いですが、チューブ内の拍動や排液量に注意します。拍動がない場合や排液量が少ない（または、0mL）時は異常所見と考えます。
- **ドレーン閉塞、抜去時に気をつけること**：くも膜下腔内に留置されていた場合は、脳血管攣縮による意識障害や脳梗塞、頭蓋内圧亢進を引き起こすことが考えられるため、これらの症状に気を付けます。

腰椎スパイナルドレーン
- **入る位置**：脊髄内くも膜下腔
- **ドレーン種類**：開放式、髄液ドレナージ
- **性状と量**：血性から淡血性・淡々血性（術後に挿入されることが多いため）
- **異常所見**：くも膜下出血時などに髄液を排出させる目的で留置されます。なお、髄液の急激な排出は脳ヘルニアを起こす危険性があるため、注意します。
- **ドレーン閉塞、抜去時に気をつけること**：髄液循環経路が妨げられることによって水頭症を生じ、頭蓋内圧亢進を引き起こすことがあるため、頭蓋内圧亢進症状に気をつけます。また、とても細いチューブなので切断にも注意が必要です。背中で圧迫されてたり折れ曲がったりして、流出がなくなることもあります。

硬膜下ドレーン
- **入る位置**：硬膜下腔
- **ドレーン種類**：閉鎖式ドレナージ
- **性状と量**：血性から淡血性、淡々血性、漿液性変化
- **異常所見**：排液の血性変化、排液量の増加
- **ドレーン閉塞、抜去時に気をつけること**：排液が硬膜下・硬膜外に貯留すると、頭蓋内圧の逃げ場がなくなって頭蓋内圧亢進を引き起こすため、頭蓋内圧亢進症状に気をつける必要があります。

硬膜外ドレーン
- **入る位置**：硬膜外腔、頭蓋骨下
- **ドレーン種類**：閉鎖式ドレナージ
- **性状と量**：血性から淡血性、淡々血性、漿液性変化
- **異常所見**：排液の血性変化、排液量の増加
- **ドレーン閉塞、抜去時に気をつけること**：排液が硬膜下・硬膜外に貯留すると、頭蓋内圧の逃げ場がなくなって頭蓋内圧亢進を引き起こすため、頭蓋内圧亢進症状に気をつける必要があります。

皮下ドレーン
- **入る位置**：皮下、頭蓋骨上
- **ドレーン種類**：閉鎖式ドレナージ
- **性状と量**：血性から淡血性、淡々血性、漿液性変化
- **異常所見**：排液の血性変化、排液量の増加
- **ドレーン閉塞、抜去時に気をつけること**：皮下、頭蓋骨上に排液が貯留するため、頭皮膨隆や血腫形成などに気をつける必要があります。

（山岡国春）

5 頭蓋内圧亢進（仕組みと症状）

1. 頭蓋内圧亢進時のポイント
頭蓋内圧亢進時の観察は脳の解剖生理が９割

頭蓋内圧を亢進させる機序を理解し身体的影響について学びましょう。

❶ 頭蓋内圧亢進の機序

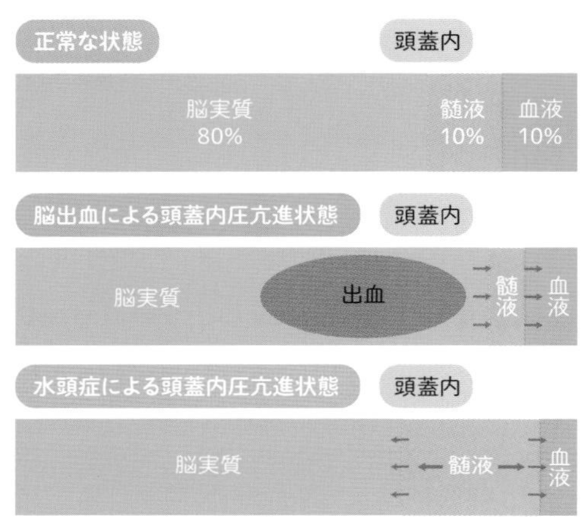

頭蓋内腔は頭蓋骨で密閉された空間です。脳実質（80%）・血管床（10%）・髄液腔（10%）で占められており、これらの圧力の総和が頭蓋内圧となります。これらのいずれかの容積が上昇すると頭蓋内圧が上がります。その原因として、脳腫瘍・脳出血・脳梗塞による脳浮腫、水頭症、感染症などがあります。

❷ 頭蓋内圧亢進による身体的影響

頭痛、悪心・嘔吐、うっ血乳頭（視力障害）

感覚器のある硬膜に圧がかかることにより痛みを引き起こし、頭痛が生じます。また、嘔吐中枢が刺激されて悪心・嘔吐を引き起こします。さらに、両眼の視神経や網膜中心静脈が圧迫されることで眼球のつながる部分（視神経乳頭）の浮腫を引き起こし、うっ血乳頭が生じます。頭痛、悪心・嘔吐、うっ血乳頭（視力障害）を頭蓋内圧亢進の３主徴といいます。

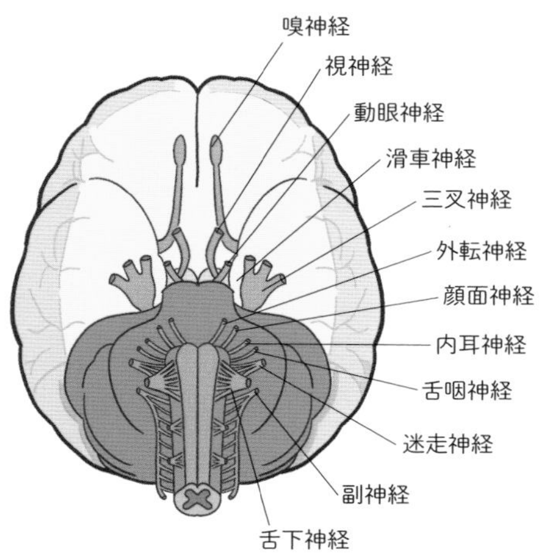

外転神経麻痺

外転神経は脳神経の中でもっとも支配筋まで長い距離を走行しているため、頭蓋内圧上昇の影響を受けやすいです。そのため、外転神経麻痺をきたして眼球の外転障害が起こります。

脳ヘルニアによる意識障害

頭蓋内には大脳鎌・小脳テント・大後頭孔があります。頭蓋内圧が亢進すると脳実質、脳神経、血管がこれらに偏位や圧排されることで脳ヘルニアを引き起こします。脳ヘルニアには、帯状回（大脳鎌）ヘルニア、テント切痕ヘルニア、小脳扁桃（大孔）ヘルニアがあります。

また、脳幹には神経線維が網の目のように張り巡らされ、その間に神経細胞が豊富に分布しています。この放射状に分布している神経系を脳幹網様体といいます。

脳幹網様体は筋の緊張、姿勢や運動に関するニューロンの連絡統合を行って運動機能を調節します。また、身体全体から送られてくる感覚情報、運動皮質から送られてくる運動情報など、さまざまな情報に基づいて意識を保持し、意識下の活動を制御します。種々の感覚刺激を受けて、視床を経て大脳皮質にインパルス（活動電位）を送り、それを賦活しています。これを上行性網様賦活系といいます。

脳ヘルニアによって脳幹の網様体が圧迫されると、意識レベルが低下します。

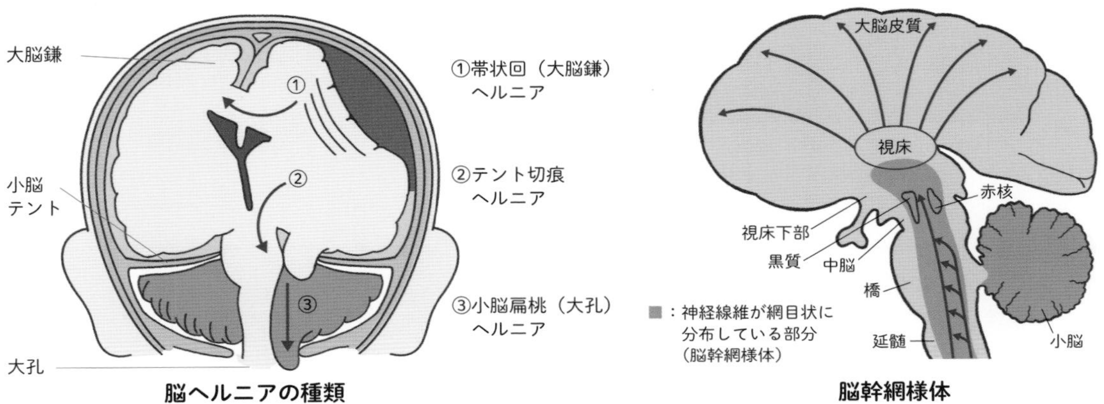

脳ヘルニアの種類

脳幹網様体

❸ 頭蓋内圧亢進時の代償機構

急激な頭蓋内圧の上昇に特徴的で拍動性の強い徐脈を触診できます。徐脈は血流の増加を抑制します。また、頭蓋内圧の上昇により頭蓋内への血液の流入が困難となり、それを補うために血圧の上昇、脈圧（収縮期血圧と拡張期血圧の差）の上昇をきたします。頭蓋内圧亢進時の徐脈と血圧上昇、脈圧上昇をクッシング現象といいます。

❹ 血圧コントロールの意義

血圧の上昇や下降に対して、脳の血管の平滑筋細胞が血管を収縮・拡張して血管抵抗を増減させ、血流を一定に保つ働きがあります。これを脳血流の自動調節能といいます。脳自動調節能が正常の場合は、平均動脈圧 50～150mmHg の範囲であれば脳血流量はほぼ一定に保たれます。

脳の血液量をコントロールしているのは脳灌流圧（Cerebral Perfusion Pressure：CPP）と脳血管抵抗です。頭蓋内圧が亢進または平均動脈圧が低下すると、脳灌流圧は低下し、脳灌流圧が約 50mmHg を下回ると脳組織は虚血になります。

脳組織は虚血に弱く脳血流の低下で容易に損傷されます。自動調節能が脳組織の虚血などにより破綻すると、脳血流量は血圧に依存するため容易に増減します。血圧上昇は頭蓋内圧亢進を招き、血圧低下は脳血流量低下による脳組織に不可逆的な損傷を招く恐れがあります。

頭蓋内圧亢進時は、脳自動調節能が破綻しているため降圧治療を行うと血圧低下に伴い脳血流量も減少してしまうため、積極的な降圧は行わないとされています。

脳の自動調節能

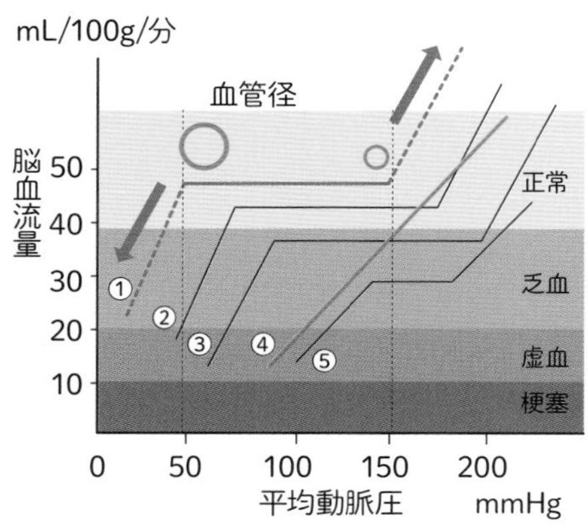

①正常血圧者
②正常高齢者、軽度高血圧者
③脳卒中を伴う高血圧者

脳血管障害急性期
④自動調節能が破綻している状態
⑤自動調節域が大きく右方偏移し狭くなる（脳出血例の一部）

脳損傷者では脳血流が血圧に依存！

ポイント

頭蓋内圧と血圧の関係
脳灌流圧（CPP）＝平均動脈圧（MAP）－頭蓋内圧（ICP）
脳灌流圧とは、脳血流を維持するための圧で平均動脈圧と頭蓋内圧の差で表されます。

2. 体温調節

体温調節は視床下部の解剖生理が 9 割

❶ 体温コントロールの意義

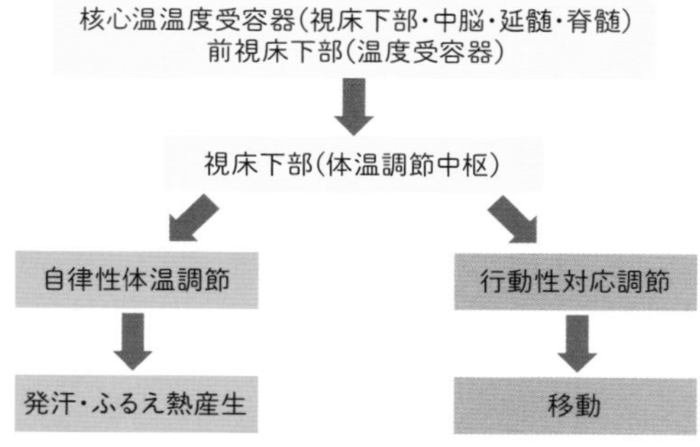

体温調整の仕組み

人間は、体温を一定に保たないと生きていけない恒温動物です。では、どこの温度が基準になっているのでしょうか。体温調節でもっとも重要なのは、脳内の温度を一定に保つことです。

❷ 体温調節中枢の障害

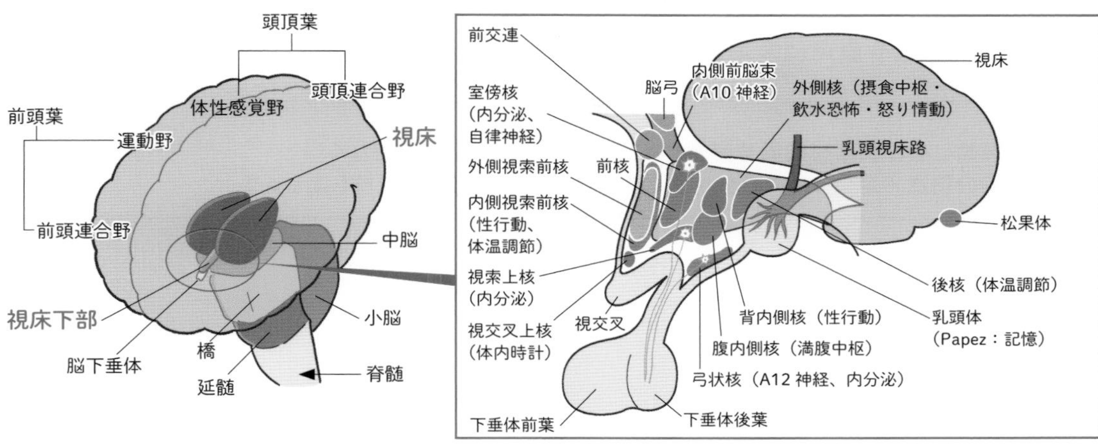

体温調節中枢は間脳の視床下部にあり、体温を調節する司令塔のような役割を果たしています。体温調節中枢の役割として、体温を一定に保つはたらきがあります。

・熱産生：筋肉や肝臓などで熱を作ります。骨格筋の収縮によってふるえを起こし、熱を産生し、血管の収縮によって血流を減少させ、体内の熱が外に逃げないようにします。

・熱喪失：血管の拡張や収縮、呼吸、汗腺による発汗などがあります。血管の弛緩によって血流を促し、体内の熱を外に逃がします。汗腺の活発化によって汗を流し、体内の熱を外に逃がします。骨格筋の弛緩によって、熱の産生を抑えます。

こうして設定された体温を「セットポイント」といいます。通常、体温は37℃前後（体内酵素が活性化する温度）に保たれています。

脳出血・脳梗塞・脳腫瘍・脳外傷などにより、体温調節中枢に脳機能障害が起こると中枢性過高熱（セットポイントが通常よりも高く設定されます）を起こすことがあります。体温が1℃上昇すると、酸素消費量は10〜13％増え、脳血流量が増加し頭蓋内圧が亢進します。その結果として、意識障害を引き起こします。

脳の温度は、41℃までは、脳の各細胞の機能は保たれると考えられていますが、42℃以上になると、意識障害を引き起こします。頭部・顔面・体幹は熱く紅潮しますが発汗はほぼ認めず、皮膚は乾燥し、四肢は冷たくなります。体温の変化は見られず、脈拍の変動も少ないのが特徴といわれています。

【引用・参考文献】
1) 田村綾子ほか編．脳神経ナース必携新版脳卒中看護実践マニュアル．大阪，メディカ出版，2015，413p.
2) 落合慈之監修．脳神経疾患ビジュアルブック．東京，学研メディカル秀潤社，2009，309p.
3) 藤井清孝監修．脳神経疾患病棟のバイタルサインマスターブック．大阪，メディカ出版，2006，219p.
4) 渡辺将士．穿頭術後・ドレナージ術後のキホンの看護．ブレインナーシング．36 (5)，2020.
5) 古賀麻裕子．術後ケア編①ドレーン．ブレインナーシング．34 (6)，2018.
6) 斉藤敦志．ドレーンの種類としくみを理解しよう．ブレインナーシング．31 (7)，2015.
7) 坂田洋之．スパイナルドレナージについて理解しよう．ブレインナーシング．31 (7)，2015.
8) 池田亮．脳神経疾患病棟で見られるドレーンの種類．ブレインナーシング．27 (6)，2011.
9) 土井大輔．ドレナージの目的と解剖を理解しよう．ブレインナーシング．22 (9)，2006.
10) 藤井美穂．バイタルサイン．ブレインナーシング．36 (3)，2020.
11) 小林雄一．バイタルサインの測定と神経症状の観察．ブレインナーシング．26 (6)，2010.
12) 伊藤由香．これだけ！術後の管理．ブレインナーシング．26 (5)，2010.

（山岡国春）

6 不動・廃用

1. 不動や廃用が筋骨格・神経系機能に与える影響

不動や廃用による筋骨格・神経系機能への影響の理解は解剖生理が9割

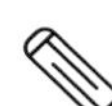

活動しなければ筋肉量や骨量（骨密度）が低下するだけでなく、
脳の刺激不足により、社会生活にも影響を及ぼすことを理解しましょう。

❶ 筋骨格系への影響

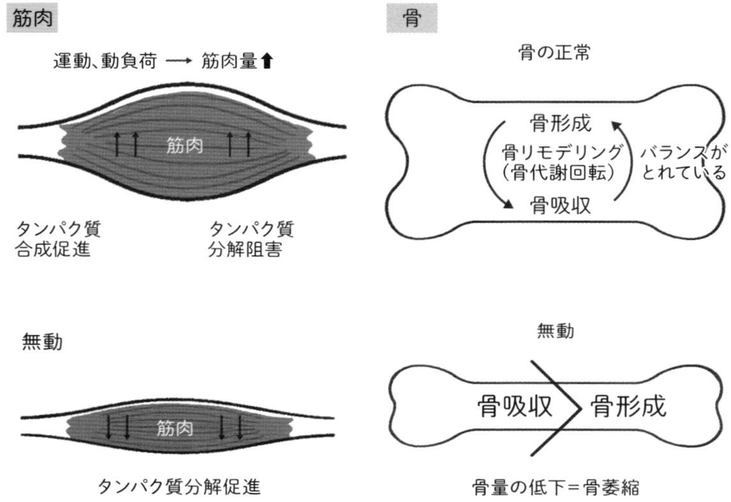

【筋肉量と筋力の低下】

筋肉量低下の仕組みは、まず不動によって筋タンパクの合成が低下します。さらに筋タンパクの分解が亢進することで筋肉量が低下するとされています。

筋肉量が低下することで筋力も低下すると考えられます。筋力の低下は抗重力筋（僧帽筋・脊柱起立筋・腹直筋・腸腰筋・大殿筋・大腿四頭筋等）を中心に1週間で10〜15%、3-5週間で約50%進みます。

また、筋肉には速い動きに適する速筋と持続運動に適する遅筋があり、それぞれ筋肉の部位に応じて分布していますが、不動・廃用が進むと遅筋が速筋に変化し、遅筋が速筋よりも萎縮していきます。さらに不動・廃用により萎縮すると拘縮が発生します。萎縮は筋肉量が減少することで発生します。拘縮は関節包の滑膜の線維化や癒着により発生します。

【骨密度の低下】

骨は骨リモデリングという骨形成と骨吸収を常に行っています。古くなった骨は破骨細胞が破壊し、骨芽細胞が新しい骨の形成を促します。不動・廃用になるとそのバランスが崩れ、骨吸収が上回って骨量が減少します。脊椎損傷による不動では、大腿骨の骨量が1カ月に1〜2%程度減少します。

❷ 神経機能と脳への影響

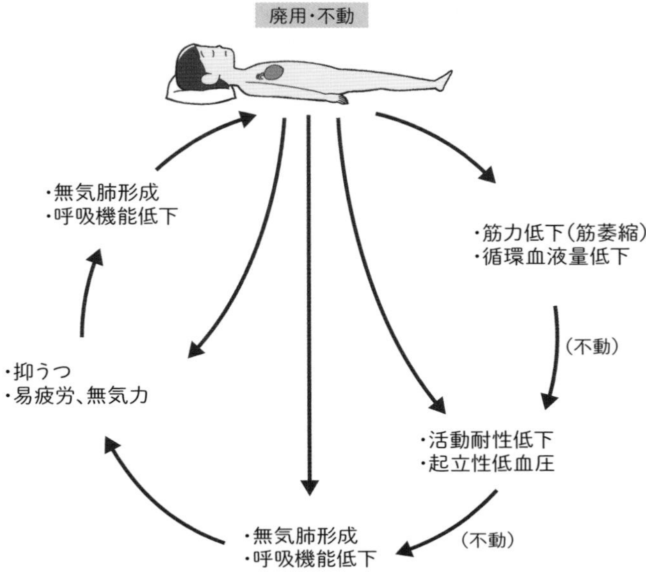

不動・廃用は、外的刺激が著しく減少します。例えば歩くことで足底に体圧がかかり、皮膚の感覚受容器が刺激を受け、その体性感覚（触覚、圧覚、温冷覚、運動覚、位置覚など）を大脳に伝えます。しかし、刺激がないと脳が使用されず、萎縮します。長期間の安静を強いられると脳波は徐波に変化します。さらに感情の不安定や、不安感・うつ状態の増大、注意力散漫などが認められます。

麻痺のある手足は、リハビリテーションを行わないと使用しないことが当たり前となり、さらに使用しなくなることがわかっています（学習性不使用）。また、動きたくても動けないストレスフルな状況が続くと、動こうという意欲が消失します（学習性無力感）。これは抑うつの症状として表出されます。

抑うつ症状には集中力低下や倦怠感、食欲低下が認められます。咀嚼は大脳の幅広い部分を刺激し、活性化させるため、食欲の減少は記憶力、認知機能の低下につながり、社会生活への復帰を阻害する結果となり得ます。

（尋田　覚）

2章

解剖がわかればリスクがわかる！ ICUで大事な薬剤と生理

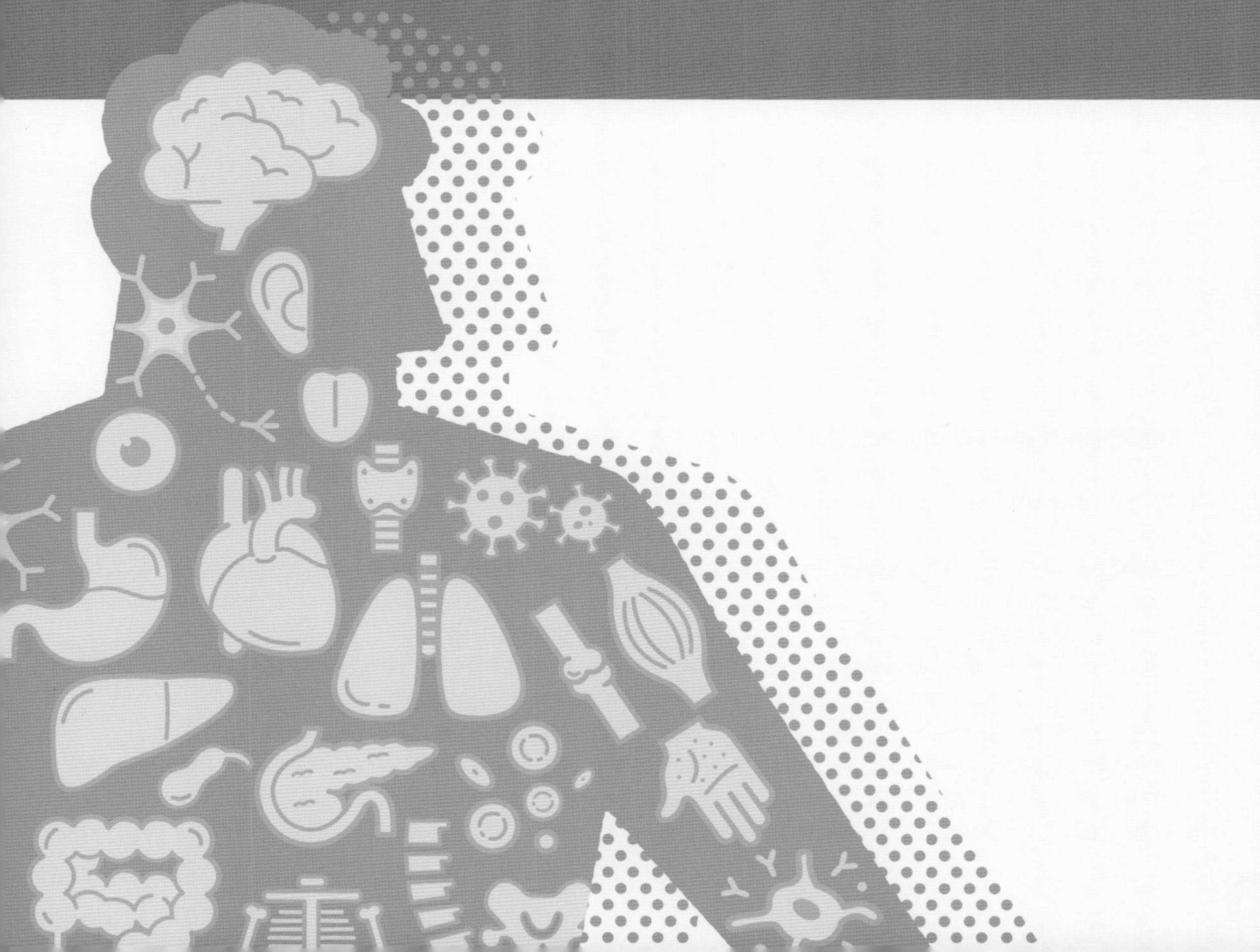

1 鎮静薬

1. メカニズム
鎮静のメカニズムは神経系の解剖生理が９割

まずは神経系の解剖生理を学び、鎮静のメカニズムと目的を理解しましょう。

❶ 神経系の解剖生理

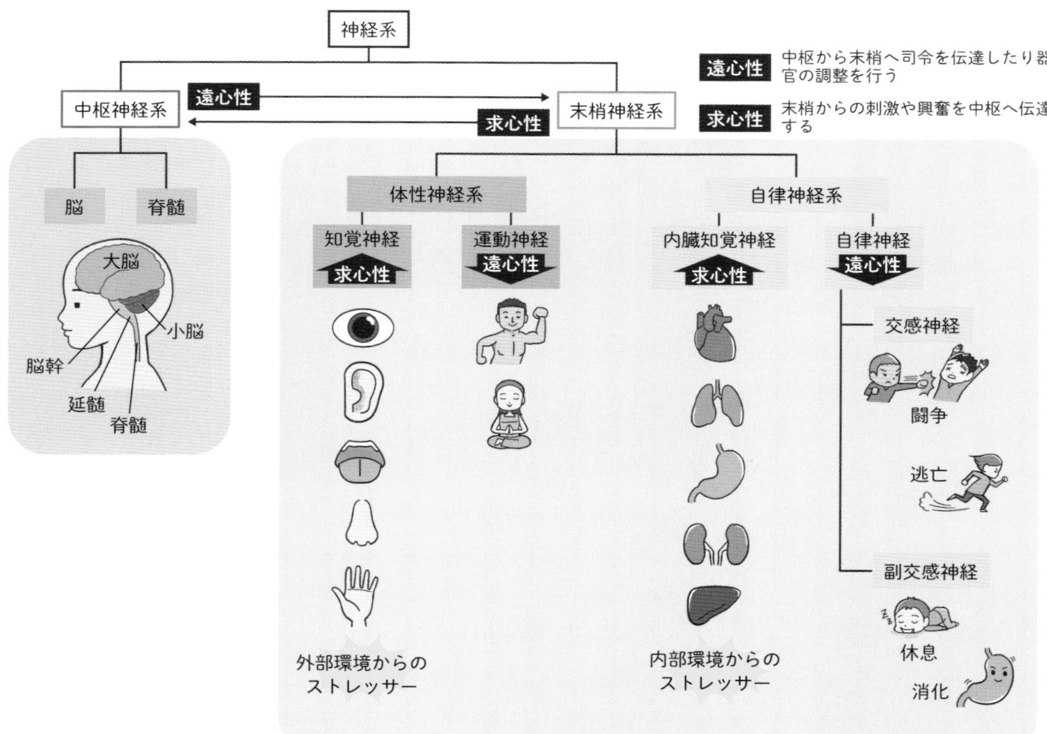

神経系は「中枢神経」と「末梢神経」に分けられます。中枢神経は知覚神経によって集められた刺激・情報を統合して外界への対応を決定します。末梢神経は中枢神経からの司令を末端の器官に送ります。それにより、運動神経を介して骨格筋を動かしたり、自律神経を介して身体の中にある器官の調整を行います。中枢から末梢へ司令を伝達したり器官の調整を行うことを遠心性といい、末梢から中枢へ刺激や興奮を伝えることを求心性といいます。

末梢神経は「体性神経」と「自律神経」に分けられます。体性神経は外部環境から情報を集めるための知覚神経と、身体の各部位への意識的な運動命令を伝えるための運動神経に分けられます。自律神経は内臓や血管など「意識とは無関係にはたらいている」器官を制御している神経のことで、交感神経と副交感神経に分けられます。

体性神経から派生する知覚神経は外部環境の情報を中枢神経に送る求心性の神経です。視覚、聴覚、味覚、嗅覚、触覚、痛覚、温度覚という末梢の感覚器に生じた神経興奮を中枢神経に伝達します。運動神経は中枢神経から送られた命令を受け取って意識的な運動を起こす遠心性の神経です。口や手足など身体の各部分を自分の意思で動かすはたらきをしています。

自律神経から派生する交感神経は、闘争・逃走・恐怖の神経系です。危機に直面したときにはたらく神経系で、心拍数増加、心筋収縮力増大、呼吸数増加、散瞳、血圧上昇、血糖値上昇をもたらします。副交感神経は、休息、消化の神経系です。消化運動・吸収促進、心拍数減少、呼吸数低下、縮瞳などをもたらします。

❷ 神経系を構成する細胞

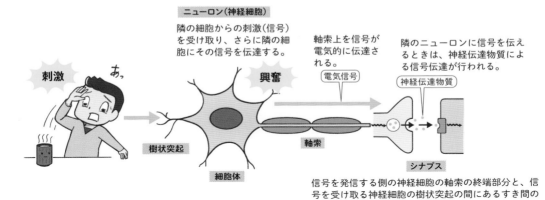

ニューロン（神経細胞）

隣の細胞からの刺激（信号）を受け取り、さらに隣の細胞にその信号を伝達する。

軸索上を信号が電気的に伝達される。

隣のニューロンに信号を伝えるときは、神経伝達物質による信号伝達が行われる。

刺激　あっ　興奮　電気信号　神経伝達物質

樹状突起　細胞体　軸索　シナプス

信号を発信する側の神経細胞の軸索の終端部分と、信号を受け取る神経細胞の樹状突起の間にあるすき間の構造をシナプスと呼ぶ。

神経系を構成する細胞は、ニューロンと呼ばれる神経細胞と、それを支持・保護しているグリア細胞（神経膠細胞）です。**ニューロンは、細胞体、樹状突起、軸索の3つの機能構造**をもっています。

ノルアドレナリン、アセチルコリンなどが神経伝達物質の代表例です。樹状突起側のシナプス結合部には、神経伝達物質を受け取る受容体があり、シナプス小胞から放出された化学物質を受け取ることで信号を受信します。

❸ 鎮静薬のメカニズム

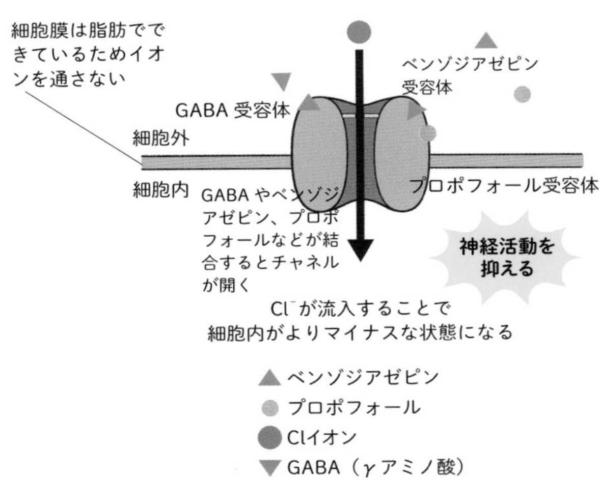
細胞膜は脂肪でできているためイオンを通さない
ベンゾジアゼピン受容体
GABA 受容体
細胞外
細胞内
プロポフォール受容体
GABA やベンゾジアゼピン、プロポフォールなどが結合するとチャネルが開く
神経活動を抑える
Cl⁻が流入することで細胞内がよりマイナスな状態になる
▲ ベンゾジアゼピン
● プロポフォール
● Clイオン
▼ GABA（γアミノ酸）

細胞は細胞膜の内側と外側に電位の差があり、基本的にすべての細胞はマイナスに維持されています。すこしむずかしい話ですが、K^+やNa^+といったイオンは細胞膜という脂肪でできた膜をすり抜けることができないため、細胞膜にあるチャネルやポンプという特別な出入り口から出入りしています。このときに、出入りのちょうど均衡が取れた状態（静止膜電位）がマイナスな状態です。

刺激が加わると細胞内の電位はプラスになり、興奮状態となります。しかし、電位の変化によってチャネルが開いたり閉まったりすることで、また元の均衡が取れたマイナスの状態に戻ります。

脳は多数のニューロンから成り立っていて、ニューロン同士はシナプスを介して情報が伝達されています。脳の電位を上げて興奮をもたらすシナプス伝達を興奮性シナプス伝達といい、電位を下げて興奮を抑えるシナプス伝達を抑制性シナプス伝達といいます。

抑制性の代表的な神経伝達物質にGABAがあります。GABA受容体はCl^-を選択的に通過させるチャネルで、GABAが結合することでCl^-は細胞内に流入します。陰イオンの流入により、細胞内は静止膜電位よりも電位が低くなり、通常よりも刺激に対して細胞が興奮しにくい状態となります。

GABA受容体には、GABA以外にもベンゾジアゼピン（ミダゾラムなど）やプロポフォールなどが結合する部位があります。これらが結合することにより、GABA受容体のチャネルが開くことでCl^-イオンが細胞外から細胞内に流入し、神経活動を抑える方向に作用します。

❹ 鎮静薬を使用する目的

ICU に入室する患者さんは、疾患による身体的ストレスだけでなく、家族や社会から隔絶された治療環境で精神的なストレスにもさらされます。これらのストレスを知覚すると、中枢神経から自律神経系に情報が伝わり、血圧上昇、頻脈、頻呼吸など神経・内分泌系の反応を引き起こします。

これらの反応は酸素消費量や代謝を増やし、患者さんを消耗させます。また、呼吸器との非同調は低換気や圧外傷の要因になります。そのため、それらを予防する目的で鎮静薬が使用されます。それぞれの鎮静薬の作用機序や特徴を、簡単に表にまとめてみました。

	ミダゾラム（ドルミカム®）	プロポフォール（ディプリバン®）	デクスメデトミジン(プレセデックス®)
作用機序	GABA 受容体作動薬（プロポフォールとは異なる作用部位）	GABA 受容体作動薬（ミダゾラムとは異なる作用部位）	選択的 α2 受容体作動薬
作用発現	2〜5 分	1 分以内	15 分
持続時間	1〜3 時間(長期間使用でさらに延長)	10〜20 分(長期間使用でさらに延長)	2 時間
持続静注量	0.04〜0.2mg/kg/h	0.3〜3mg/kg/h	0.2〜0.7 μg/kg/h
呼吸抑制	あり（気道確保必要）	あり（気道確保必要）	少ない
循環動態への影響	少ない	血管拡張→血圧低下	交感神経抑制→血圧低下、脈拍低下
深鎮静	容易	容易	高用量必要
特徴的な注意点	・せん妄のリスクが高い ・緑内障・重症筋無力症では使用禁 ・拮抗薬がある	・プロポフォール注入症候群（PRIS） ・刺入部痛 ・防腐剤を含まない脂肪製剤のため細菌が繁殖しやすい ・卵・大豆アレルギーで使用禁	ローディングで一過性の血圧上昇や低血圧や徐脈を起こすことがある

2. ICU で用いられる鎮静薬

鎮静薬の特徴は神経伝達物質が 9 割

ICU で用いられる鎮静薬は、おもにミダゾラム、プロポフォール、デクスメデトミジンであり、人工呼吸中に使用されることが多いです。

2013 年の PAD ガイドラインでは、人工呼吸管理中の成人の重症患者さんでは ICU 入室期間、人工呼吸期間やせん妄などの短期的アウトカムの改善の観点から、ベンゾジアゼピン系鎮静薬（ミダゾラム）より非ベンゾジアゼピン系鎮静薬（プロポフォールやデクスメデトミジン）の使用を（条件付きで）推奨しています[1]。2017 年の PADIS ガイドラインでも、浅い鎮静目標到達までの時間や抜管までの時間短縮という点において、患者さんの属性によらず非ベンゾジアゼピン系薬剤の優位性が一貫しています。

❶ ベンゾジアゼピン系（ミダゾラム：ドルミカム®）

ミダゾラムはベンゾジアゼピン系の薬剤であり、大脳皮質、脳幹の GABA 受容体を刺激して中枢神経の興奮状態を鎮める作用をもっています。

GABA 受容体は Cl^- を選択的に通過させるチャネルで、GABA が結合することで Cl^- は細胞内に流入します。陰イオンの流入により、細胞内は電位が低い状態になります。この状態は通常よりも刺激に対して細胞が興奮しにくい状態となります。GABA 受容体には、GABA 以外にもベンゾジアゼピン（ミダゾラムなど）やプロポフォールなどが結合する部位があり、ICU

の鎮静薬として用いられます（p.91「鎮静薬のメカニズム」の図参照）。

中枢神経の興奮を弱く抑える作用は「抗不安作用」として利用されます。中枢機能の抑制の強さを徐々に強めていくと、次第に抗けいれん作用、鎮静・催眠作用が得られます。したがって、ミダゾラムには鎮静作用だけでなく、催眠作用、抗けいれん作用、抗不安作用、健忘作用など多くの作用がありますが、鎮痛作用はありません。そのため、痛みがある場合は鎮痛薬を合わせて投与する必要があります。

脳には必要な物質以外の異物が簡単に入らないように血液脳関門という機構がありますが、分子量が小さかったり、脂溶性の物質は通過させやすいという特徴があります。ミダゾラムは親水性の高いベンゾジアゼピン系薬ですが、生理的 pH では脂溶性を示すため、速やかに血液脳関門を通過します。そのため作用発現は早く、鎮静には有用です。しかし、作用持続効果が短いことから、十分な鎮静を得るためには持続投与が必要となります。同様の効果を有するほかのベンゾジアゼピン系注射薬にはジアゼパム（セルシン®、ホリゾン®）がありますが、半減期が長く持続鎮静に適していません。

ミダゾラムは脳幹の興奮を抑制するため、呼吸抑制を誘発する可能性があります。とくに麻薬性鎮痛薬との併用投与では、中枢神経抑制作用が増強されるため呼吸抑制を誘発する傾向が強くなります。ミダゾラムによって引き起こされる無呼吸は、慢性閉塞性肺疾患や呼吸予備力が低い患者さんでもっとも起こりやすく、注意が必要です。一方で、循環への影響（低血圧など）が少ないため、循環動態が不安定な患者さんの鎮静には適しています。

また、ミダゾラムは長期投与によって耐性が生じやすいです。なぜなら、ミダゾラムは肝臓で代謝されますが、その代謝産物である 1- ヒドロキシミダゾラムがミダゾラムの約半分の活性をもつためです。48〜72 時間以上持続投与すると、1- ヒドロキシミダゾラムの作用や、脂肪組織に蓄積した薬剤が血中に再動員されて鎮静が遷延する場合があるので、使用はできるだけ短時間にする必要があります。ベンゾジアゼピン全般がクリティカルケアでのせん妄発症の危険因子であり、ガイドラインではミダゾラム以外を第一選択に推奨しています[1)]。高齢者はミダゾラムによる鎮静作用に対して一般に感受性が有意に高いといわれており、とくに注意が必要です。

ミダゾラムにはフルマゼニル（アネキセート®）という、大脳皮質、脳幹の GABA 受容体に競合的に拮抗する薬剤があります。拮抗薬があるのはありがたいですが、作用時間が 30〜60 分程度と短いため、再鎮静には注意が必要です。

❷ ベンゾジアゼピン系（ジアゼパム：セルシン®、ホリゾン®）

ジアゼパムはベンゾジアゼピン系の薬剤であり、作用機序、副作用はミダゾラムと同様です。しかし、半減期が長く、静脈炎も起こしやすいため、持続静注には用いられません。そのため、ICU では鎮静目的で使用されることはほとんどありません。抗けいれん作用を期待して、早期てんかん重積状態のときに使用する薬剤となっています。

❸ プロポフォール（ディプリバン®）

プロポフォールは静脈内投与の鎮静薬で、ベンゾジアゼピンと同様に大脳皮質、脳幹の GABA 受容体を刺激して中枢神経の興奮状態を鎮めます。

また、神経興奮にかかわるグルタミン分泌による Na^+受容体、Ca^{2+}受容体遮断作用もあります。そのため、鎮静作用だけでなく、催眠作用、抗けいれん作用、抗不安作用、健忘作用（ミダゾラムより弱い）、など、多くの作用をもつという特徴があります。しかし、ミダゾラムと同様に鎮痛作用はないため、痛みがある場合は鎮痛薬を合わせて投与する必要があります。

プロポフォールは脂溶性が高いため、血液脳関門の通過が速やかで鎮静の発現が速やかです。また、肝臓の薬物除去能力が高いため代謝が速いこと、薬物の再分布によって投与中止後に血中濃度・効果部位濃度が低下しやすいことから、短期間投与では作用消失も速やかです。一方で、長期投与では末梢組織での飽和が生じ、覚醒が遅延する可能性があります。

プロポフォールの特徴として、卵レシチンと大豆油を含んだ 10% 乳化剤に溶解しているため、卵や大豆アレルギーがある患者さんはアレルギー反応を起こす危険性があります。また、微生物汚染を受けやすいため、プロポフォールと輸液セットは、単独ルートで注入開始後 12 時間以内に交換することが望ましいです。長期で投与する場合は、1mL=1.1kcal であるため、栄養管理で考慮する必要があります。

副作用として、用量依存的に呼吸抑制や低血圧を引き起こします。呼吸抑制は脳幹の抑制により、低血圧はグルタミン分泌による Na^+受容体・Ca^{2+}受容体遮断作用から、末梢血管の拡張や心抑制が起こるためです。血行動態が不安定な患者さんでは、血管作動薬を準備したうえで使用する必要があります。

まれではありますが、重大な副作用としてはプロポフォールインフュージョン症候群（propofol infusion syndrome：PRIS）があります。心不全、不整脈、横紋筋融解、代謝性アシドーシス、高トリグリセリド血症、腎不全、カテコラミン抵抗性の低血圧を特徴とする致死的症候群で、頭部外傷などの重症患者さんにプロポフォールを長期（48 時間以上）、大量投与（4.2mg/kg/ 時以上）したときに生じることが多いとされています。PRIS を疑えば、ただちにプロポフォールを中止することがきわめて重要です。

❹ デクスメデトミジン（プレセデックス®）

デクスメデトミジンの作用機序

大脳皮質
α_{2C}：抗不安作用
青斑核
α_{2A}：鎮静
延髄孤束核→交感神経抑制
α_{2A}：心拍数低下
α_{2A}：末梢血管拡張
脊髄
α_{2A}：鎮痛

α_{2B}：末梢血管収縮
↓
一過性の血圧上昇
↓
圧-受容体反射
↓
徐脈

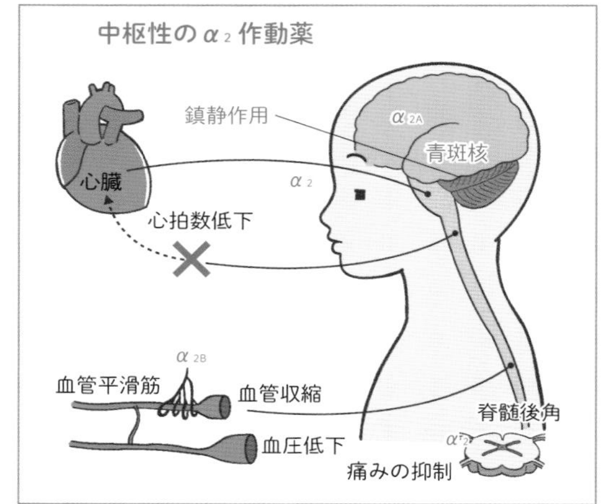

デクスメデトミジンは、中枢性のα_2受容体作動薬です。アドレナリン受容体には、α（アルファ）受容体、β（ベータ）受容体があり、α受容体はさらにα_1受容体、α_2受容体に分類されます。α_2受容体はノルアドレナリンと結合すると、それに続いて起こる細胞内情報伝達機構により、カルシウムイオンチャンネル（Ca^{2+}）が開きにくくなるようにはたらきます。その結果、細胞が興奮しにくくなり細胞活動が抑制されます。

デクスメデトミジンは、脳幹の青斑核（せいはんかく）というノルアドレナリン作動性ニューロンを含む神経核のα_2受容体を刺激することで鎮静作用をもたらします。ミダゾラムやプロポフォールの GABA 受容体刺激の作用機序とは異なり、鎮静作用は弱く抗けいれん作用もありませんが、呼吸抑制やせん妄を起こしにくいというメリットがあります。また、脊髄に分布するα_2受容体を刺激することで痛みの伝達を抑制し、軽度の鎮痛効果がある点も異なります。

デクスメデトミジンは、軽い刺激で容易に覚醒し、意思の疎通が良好であり、呼吸抑制がほとんどありません。したがって、ミダゾラムやプロポフォールと違い、気道確保をしなくても使用できます。一方、呼吸抑制が軽微という特徴は、逆に呼吸困難感が著しい重篤な呼吸不全など、深鎮静を要する患者さんには不向きという欠点ともなり得ます。

また、中枢神経のα_2受容体刺激により交感神経を抑制することで、一過性の血圧上昇または低血圧、徐脈をきたす副作用があります。そのため、血中濃度の急激な上昇を避けるため、重症の患者さんには初期負荷投与を行わず、維持量（0.2～0.7μg/kg/ 時）の範囲で投与を開始することが望ましいです。とくに循環血液量が減少している患者さんや伝導障害の患者さんでは、デクスメデトミジンの維持量においても低血圧、徐脈をきたす可能性があるので注意深い観察が必要です。

3. 筋弛緩薬の利用価値と注意点

筋弛緩薬の特徴はアセチルコリンの生理が9割

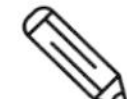

ここでは、筋弛緩薬の作用機序、筋弛緩薬であるロクロニウム（エスラックス®）と拮抗薬であるスガマデクス（ブリディオン®）について、ICUで筋弛緩薬が適応となる状況と使用の際の注意点について学びましょう。

大昔のICUでは、声をかけても揺すっても患者さんが目覚めない程度の深い鎮静が求められていました。その際に、場合によっては筋弛緩薬も使用している時代がありました。そこから時代は流れ、現在では筋弛緩薬は使用しないことが推奨されています。

❶ 筋弛緩薬とはなにか

筋肉の分類

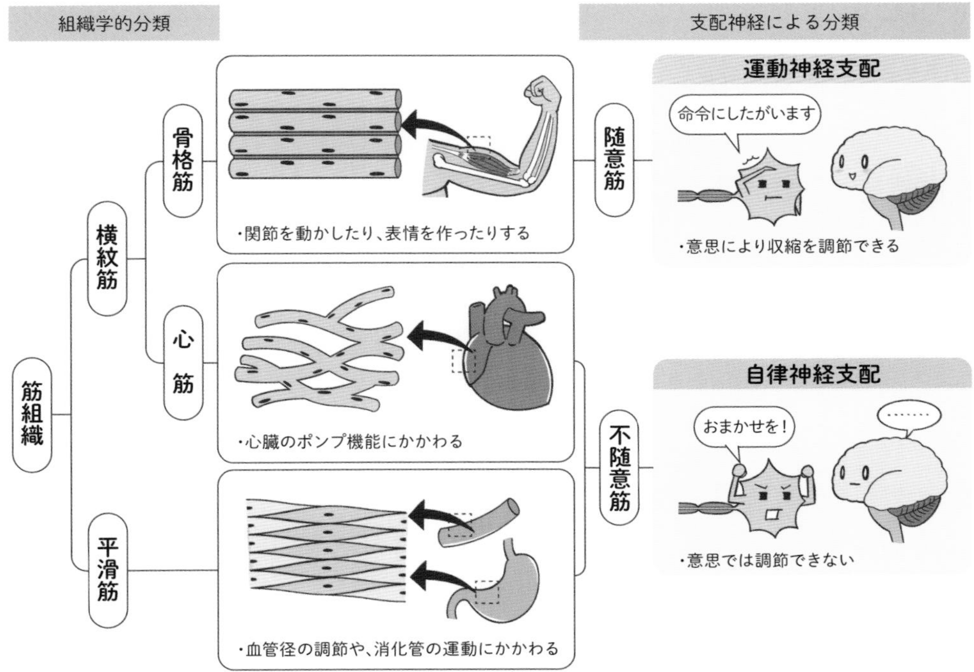

筋肉は組織学上の形態から、骨格筋、心筋、平滑筋の3種類に分けることができます。また、支配神経により、随意筋と不随意筋に分けられます。

随意筋は運動神経によって支配されており、自分の意思によって骨格筋を収縮させることで腕や足を動かすことができます。一方、不随意筋は自律神経によって支配されており、心臓や消化管のように自分の意思では動かせません。

筋弛緩薬とは、中枢神経から骨格筋に至る経路を遮断、または抑制することで筋収縮を抑制する薬物のことをいいます。南米の先住民が狩猟に使っていた矢毒の成分（ツボクラリン：別名クラーレ）として発見されたのが始まりといわれています。

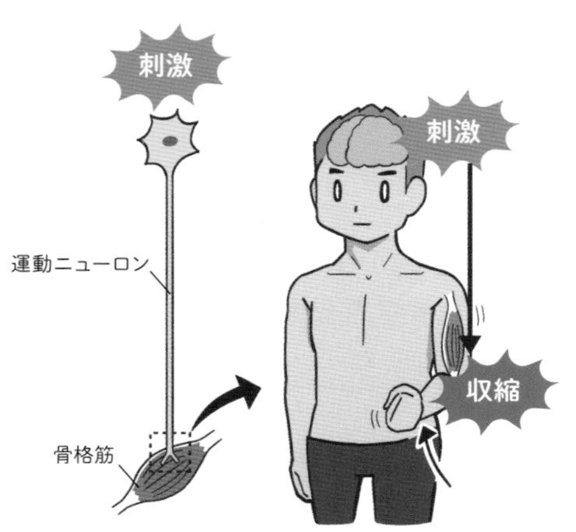

中枢神経からの「腕を曲げる」という指令は、脊髄を通って末梢の神経接合部と骨格筋の細胞膜の間でアセチルコリンという神経伝達物質により伝えられ、骨格筋の収縮を引き起こします。この経路を遮断すると、脳から指令を出しても動けない状態になります。

❷ 代表的な筋弛緩薬：ロクロニウム（エスラックス®）

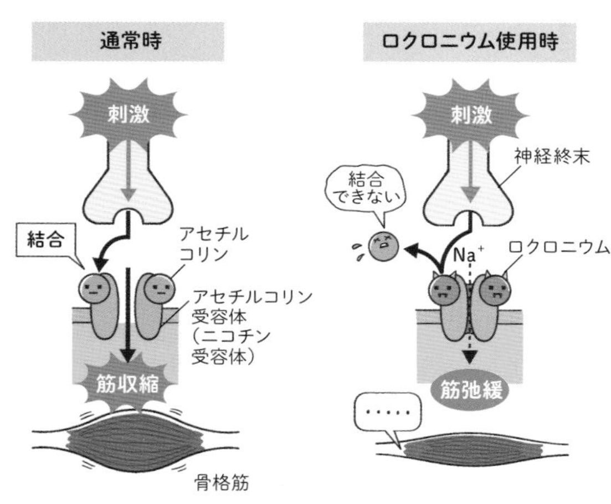

ロクロニウムは、神経接合部のアセチルコリン受容体を競合的に遮断する末梢性筋弛緩薬です。中枢神経からきた刺激により、神経終末ではアセチルコリンという神経伝達物質が放出されます。これが骨格筋のアセチルコリン受容体（ニコチン受容体）に結合すると、細胞内に Na^+ が流入し活動電位を発生させます。筋細胞で活動電位が生じると、筋収縮が起きます。

ロクロニウムはアセチルコリン受容体に結合するため、放出されたアセチルコリンが結合することができなくなります。これにより、骨格筋の活動電位の発生を抑制します。

作用発現は1〜1.5分と迅速で、心血管系の副作用もありません。しかし、作用持続時間は30〜60分で長いという特徴があります。筋弛緩薬は投与することで呼吸が止まってしまうので、人工呼吸器が必要となります。

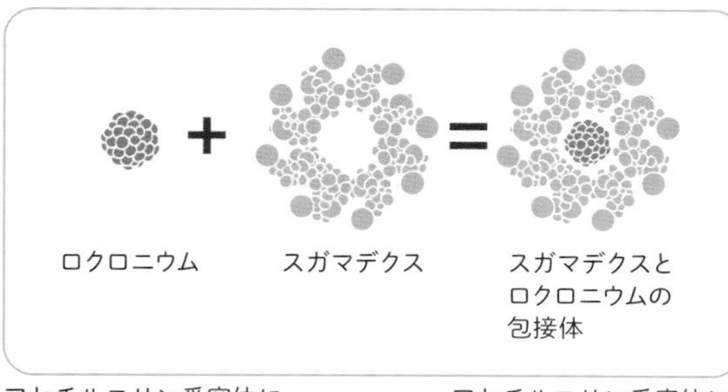

アセチルコリン受容体に結合できる→筋弛緩作用

アセチルコリン受容体に結合できない→筋弛緩作用が発揮できない

ロクロニウムはスガマデクスで迅速に拮抗することができます。スガマデクスは環状デキストリンとよばれる構造で、血管内でロクロニウムと結合して複合体をつくることで、筋弛緩薬を神経接合部から速やかに除去します。

なお、スガマデクスの薬価は9,000円/200mg、21,480円/500mgときわめて高価です。

筋弛緩拮抗薬の使用の有無にかかわらず、筋弛緩からの十分な回復は、①十分な自発呼吸と酸素化、②十分な握力の持続、③持続的に頭の挙上が可能、④四肢を脱力なしに動かせる、などを目安に判断します。

❸ 筋弛緩薬が適応となる状況と使用の際の注意点

クリティカルケアの現場で筋弛緩薬が適応となるのは、①人工呼吸器への同調性（深鎮静にしても努力様呼吸や人工呼吸器との同調が得られなかったりする場合は肺保護換気のために検討）、②頭蓋内圧コントロール（てんかん重積状態時を含む）、③破傷風の筋攣縮コントロール、④筋での酸素消費量減少（低体温療法におけるシバリングの抑制目的など）をおもな目的に使用する場合です。

しかし、近年のクリティカルケアの大きな流れとして、筋弛緩薬はやむを得ない場合を除いて、可能な限り使用しないことになっています。それはICU-AW（ICU-acquired weakness）の発生頻度を高くし、誤嚥性肺炎を増やし、下肢静脈血栓症のリスクを上げるからです。

そして、患者さんの声を聞くことがむずかしくなります。筋弛緩薬には鎮痛、鎮静作用はまったくありません。はじめに神経について整理したことを思い出してみると、中枢神経から運動神経への求心性の神経を遮断しているだけであり、知覚神経で感じたことは求心性に中枢神経に集められて統合されます。

つまり、金縛りにあって辛くてもそれが表現できない状態に陥ります。そのため、筋弛緩薬を使用する際の大原則として、必ず十分な鎮静・鎮痛薬を使用してください。意識下では非常に恐怖と苦痛をともなうので、人道的にも決して行ってはいけません。

また、気道確保、静脈確保など十分な蘇生処置がすぐに可能な条件で行うことが重要です。長時間使用する際（6〜12時間以上）は、BISモニタという脳波を用いて客観的に筋弛緩をモニタリングしましょう。筋弛緩薬を使用するときは、そのリスクとベネフィットを常に天秤にかけ、慎重に行う姿勢が重要です。

【引用・参考文献】

1）集中治療室における成人患者の痛み，不穏 / 鎮静，せん妄，不動，睡眠障害の予防および管理のための臨床ガイドライン．Online Special Article
2）日本神経学会てんかん治療ガイドライン 2010 追補版てんかん重積状態の治療フローチャート．https://gifu-min.jp/midori/document/576/tennhuro.pdf、（2022年4月閲覧）．
3）日本呼吸療法医学会：人工呼吸中の鎮静ガイドライン作成委員会．人工呼吸中の鎮静のためのガイドライン．人工呼吸．24（2），2007，146-7.
4）高島尚美．12時間以上人工呼吸管理を受けたICU入室患者のストレス経験．日本集中治療医学会雑誌．24（4），2017，399-405.
5）布宮伸．日本版・集中治療室における成人重症患者に対する痛み・不穏・せん妄管理のための臨床ガイドライン．日本集中治療医学会雑誌．21（5），2014，539-79.
6）丸石株式会社．プレセデックス適正使用ガイドブック．https://www.maruishi-pharm.co.jp/media/book_20190405.pdf、（2022年4月閲覧）．

（坂木孝輔）

2 鎮痛薬

1. 痛みのメカニズム

痛みの機序は内因性誘発物質の特徴が 9 割

痛みは患者さんにとって常に存在するものであり、ストレス因子のひとつです。
痛みが及ぼす心身への影響を解剖・生理とともに学びましょう。

❶ 痛みはどのように発生するのか

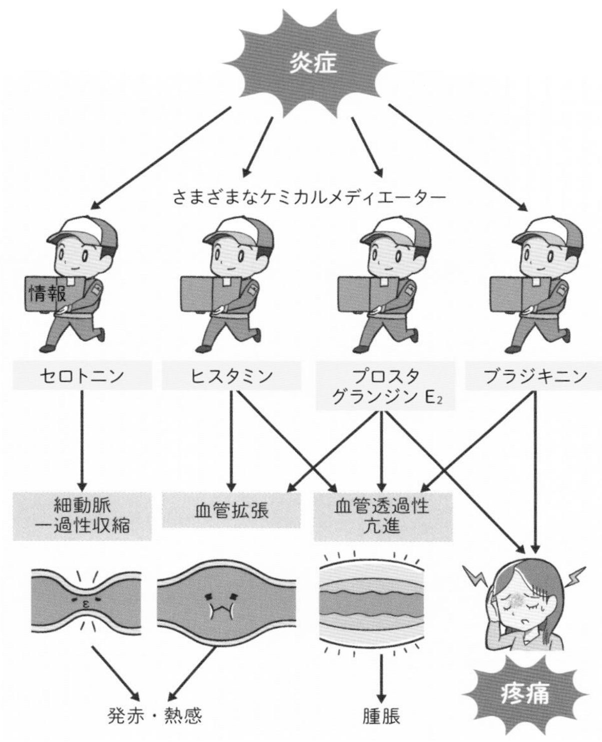

痛みが発生する仕組み（文献 1 を参考に作成）

組織で炎症が起こると、細胞間の情報を伝達するケミカルメディエーターがさまざまな作用によって相乗的に発痛効果を起こします。プロスタグランジンは本来、血管拡張と抗血小板作用があるため、薬剤としては血流悪化による冷感やしびれ、痛みを改善するために使用されますが、炎症が起こるとプロスタグランジン E_2 が疼痛を増強させて痛みを及ぼします。

白血球の反応も発痛作用に関連しています。炎症性サイトカインである IL-8 は、交感神経線維に作用してノルアドレナリンを放出します。IL-1 や TNF- α は神経成長因子の産生を促して侵害受容器を興奮させ、痛覚過敏状態をつくります。

❷ 痛みを感じる仕組み

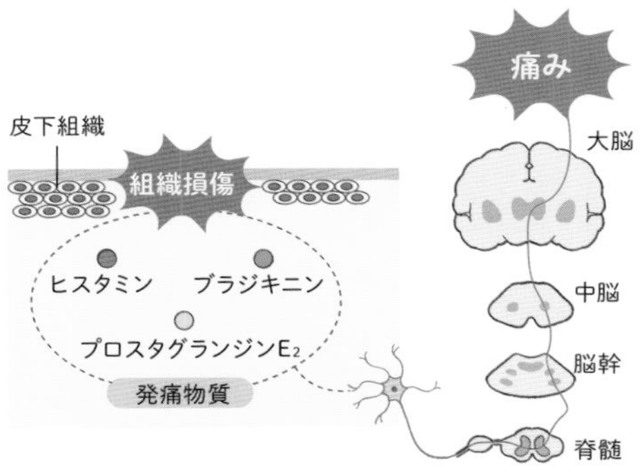

痛みを感じる仕組み（文献２を参考に作成）

組織が損傷されたり炎症すると、プロスタグランジン E_2 やブラジキニンなどの発痛物質を神経終末が受け取ります。痛覚刺激に反応する侵害受容器は全身に分布しており、痛みのシグナルは一次ニューロンである神経線維を通じて脊髄後角に伝達されます。脊髄後角では興奮性のアミノ酸や神経ペプチドが放出され、二次ニューロンである脊髄視床路に伝達されます。そして、延髄→中脳→大脳の視床→大脳皮質に伝えられ、痛みとして感知されます。

❸ 患者さんが抱える痛み

狭義の痛み

身体的苦痛	社会的苦痛
痛み　息苦しさ だるさ　動けないこと 日常生活の支障	仕事上の問題 人間関係・経済的な問題 家庭内の問題　相続

全人的苦痛（トータルペイン）

心理的苦痛	スピリチュアルペイン
不安　うつ状態 恐れ　いらだち 怒り　孤独感	人生の意味　罪の意識 苦しみの意味　死の恐怖 死生観に対する悩み

今後はICU内での古典的痛みだけではなくさまざまな痛みを考えていくべき

クリティカルな患者さんの痛みは手術による傷や外傷、熱傷などの急性疼痛が多くみられますが、痛みは身体的な痛みだけではなく、心理的、社会的、スピリチュアルな要因によって影響を受けます。

ICUにいる患者さんは、術後の痛み、チューブ・ドレーンの装着や安静によるストレス、呼吸困難感、不安や恐怖などさまざまな苦痛を抱えており、常に痛みを感じています。身体面以外にも痛みの要因があることを知っておきましょう。

❹ 痛みの種類

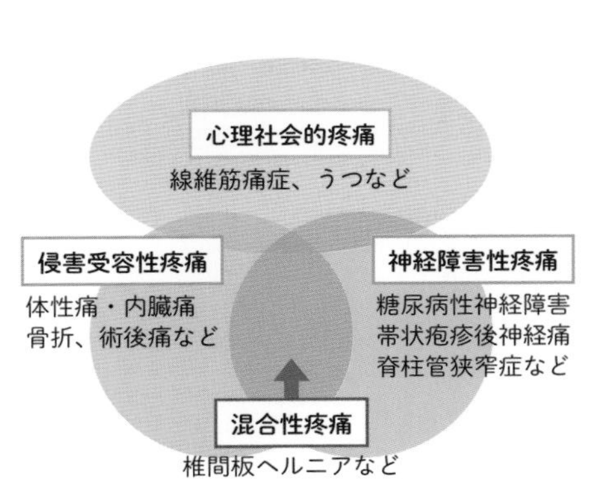

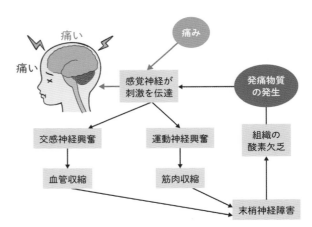

痛みの種類

痛みは４種類に分類されます。侵害受容性疼痛は、組織の損傷や炎症により生じた発痛物質が末梢の侵害受容器を刺激することで生じる痛みで、急性疼痛になります。

神経障害性疼痛は、中枢神経系の病変や疾患によって引き起こされる痛みです。

心理社会的疼痛は、器質的な原因がない、あるいはなくなっても生じる痛みです。心理社会的な原因により感じるとされており、慢性疼痛になります。

ICUでは急性疼痛の発生が多いですが、急性疼痛は原因が明確であり、ほとんどの場合は3か月以内に改善します。しかし、中枢神経系の機能変化や心理社会的要因による修復が原因で強い痛みが長引き、慢性疼痛へと移行する場合もあります。そうなると痛みが痛みを招き悪循環に陥ってしまうため、早めの介入が必要です。

2. 痛みによる悪影響と除痛の目的

痛みによる心拍数や血圧、呼吸数上昇の理解は自律神経系の生理が9割

ICUの患者さんは疾患や侵襲度の高い手術、人工呼吸管理など過大侵襲のなかにいます。患者さんが抱えているさまざまな痛みを把握し、早期介入することは身体、心理、社会的機能の維持につながります。

❶ 循環・呼吸への影響

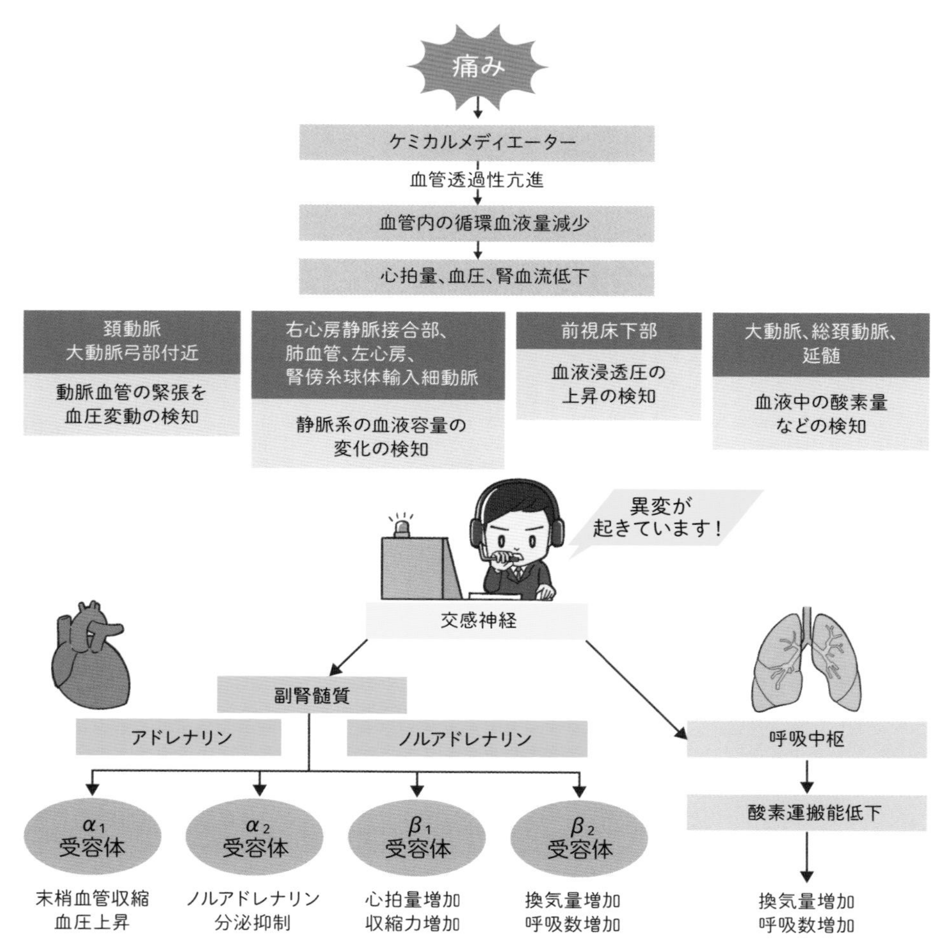

ケミカルメディエーターによる影響は、循環と呼吸に大きな悪影響を与えます。その影響に対して生体は恒常性を維持しようとはたらきます。心拍数や血圧上昇、呼吸数上昇もそのひとつです。循環、呼吸への影響は、心臓への負荷や頭蓋内圧に影響するだけでなく、術後創の安静を阻害することにつながり、術後出血リスクを高めます。

❷ 創傷や感染への影響

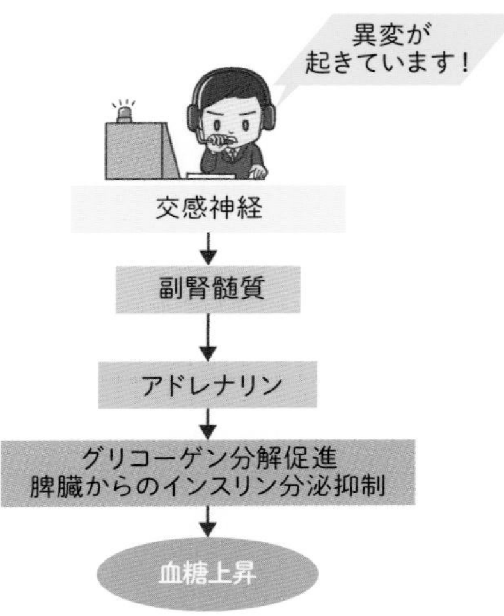

カテコールアミンのひとつであるアドレナリンは、グリコーゲンの分解を促進して糖新生を促すはたらきをします。また、インスリン分泌を抑制するはたらきもあるため、血糖上昇につながります。さらに、副腎皮質刺激ホルモン（ACTH）や炎症性サイトカインなどの分泌により異化亢進状態となります。これらは創傷治癒を損ない、感染症の危険性を増加させるなど身体へ悪影響を与えます。

ACTH 分泌の仕組み（文献 3 を参考に作成）

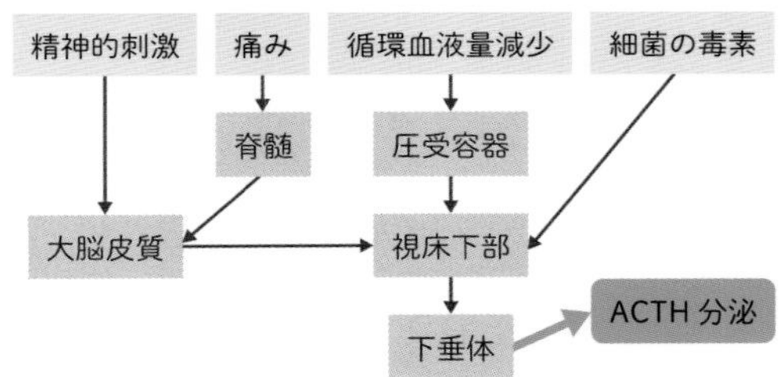

内分泌ホルモンとエネルギー代謝（文献 4 を参考に作成）

	糖代謝	脂質代謝	タンパク代謝
カテコールアミン	グリコーゲン分解 インスリン拮抗作用	脂肪分解	
コルチゾール	糖新生 インスリン拮抗作用	脂肪分解	タンパク異化
グルカゴン	糖新生 グリコーゲン分解	脂肪分解	
抗利尿ホルモン	グリコーゲン分解 （ACTH 分泌促進作用）		
成長ホルモン	糖新生 インスリン拮抗作用	脂肪分解	タンパク異化

❸ 痛みの評価

自分で痛みを評価できる	自分で評価できない
VAS、NRS	BPS、CPOT
NRS > 3、もしくは VAS > 3、あるいは BPS > 5 もしくは CPOT > 2 は痛みの存在を示し、なんらかの介入が必要	

痛みは主観的なものであり、人それぞれ感じ方は異なります。痛みの程度を評価することは、私たち医療スタッフが患者さんの痛みの程度を知るだけでなく、痛みに対して行うケアの効果を評価するためにも重要です。

通常、痛みが生じると生体反応で血圧や心拍数が上昇しますが、ICU にいる患者さんは痛み以外にも、薬剤や出血などバイタルサインの変化に影響する要因が多くあります。そのため、スケールで痛みの評価を行う必要があります。

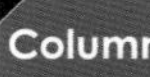

Column

～「痛み」たった 2 文字だけど奥が深い～

重症肺炎で人工呼吸管理をしている患者さんがいました。リハビリ前に RASS-1、咳嗽時のみ CPOT1 と客観的に評価しましたが、患者さんは NRS9/10「つらいから」とリハビリを拒否しました。

喉の痛みもなく、呼吸困難感もないのになぜ……？　患者さんによく話を聞いてみると「病気が良くなるのか」「家族に迷惑をかけている」という思いを抱えていました。

『痛み』という言葉には、私たちが計り知れない患者さんの思いが隠されているんだと実感した出来事でした。

3. 薬剤が人体に与える除痛の機序と弊害

鎮痛薬の選択は除痛の機序が 9 割

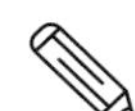

鎮痛には薬剤を使用することが多いですが、副作用もゼロではありません。
効果や副作用を理解し、患者さんに合った選択や観察ができるようにしましょう。

❶ 非ステロイド抗炎症薬（NSAIDs）を理解する

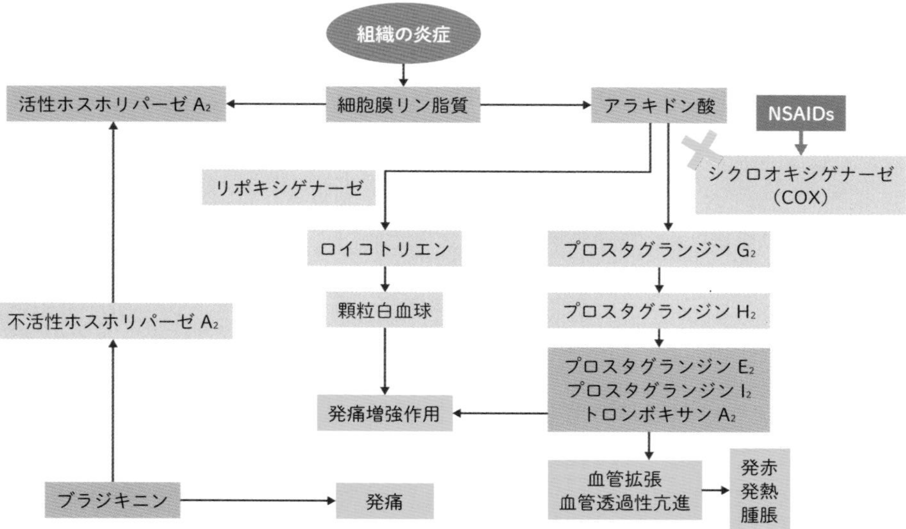

除痛の機序（文献 5 を参考に作成）

NSAIDs は炎症によって産生されるプロスタグランジンの合成酵素であるシクロオキシゲナーゼ（COX）を阻害することで、抗炎症・鎮痛・解熱作用を発揮します。

NSAIDs は鎮痛作用が強く、多くの疼痛に対して効果があります。副作用としては、COX が阻害されることにより胃粘膜保護ができず、胃十二指腸潰瘍を引き起こすリスクがあります。そのため、プロスタグランジン製剤や高用量の H_2 阻害薬、プロトンポンプ阻害薬の併用が推奨されています。ほかにも腎障害、アスピリン喘息などの副作用もあるため、投与前にリスクをアセスメントすることが大切です。

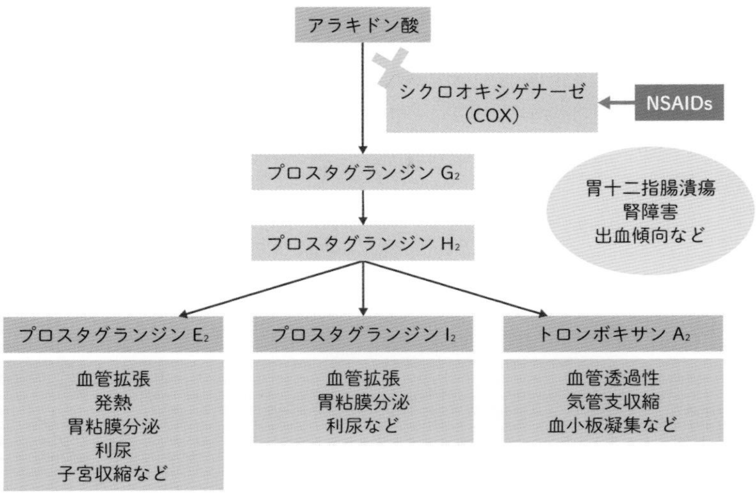

NSAIDs の副作用の仕組み（文献６を参考に作成）

❷ アセトアミノフェンを理解する

アセトアミノフェンは視床および大脳皮質にはたらいて鎮痛作用を発揮し、視床下部にはたらいて解熱作用を発揮するとされています。

COX 阻害が弱いため抗炎症作用はきわめて弱いですが、胃腸障害や腎障害への影響は軽いといわれています。安全性が高く、小児、高齢者、妊婦にも使用しやすいですが、副作用として肝障害のリスクがあるので注意が必要です。

❸ オピオイド鎮痛薬を理解する

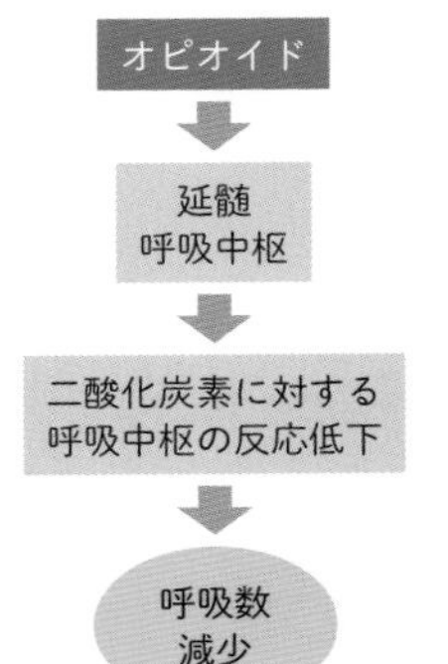

オピオイドは、受容体が末梢から中枢神経まで広い範囲に存在するため、全身での鎮痛作用が期待できます。副作用として呼吸抑制、消化管運動の低下、悪心・嘔吐などが挙げられ、腎・肝機能障害では作用が遷延するため注意が必要です。とくに、呼吸抑制は ICU にいる患者さんにとっては全身状態が悪化するリスクがあるので、注意深く観察することが重要です。

ポイント

オピオイドによる呼吸抑制を観察するには、SpO_2 モニターだけでは不十分です。呼吸数や呼吸のリズム、胸郭の動きをしっかり観察しましょう。

❹ 代表的なオピオイド鎮痛薬：フェンタニル

フェンタニルは脂溶性が高く、速やかに効果を発揮します。作用時間が短いため、持続投与することが多い薬剤です。血管拡張作用が少ないので循環動態が不安定な患者さんにも使用しやすいです。

術後の痛みや人工呼吸管理で使用することが多く、術後の患者さんが自分で薬剤の追加投与ができる患者管理鎮痛法（PCA）システムでも使用されています。

❺ 代表的なオピオイド鎮痛薬：モルヒネ

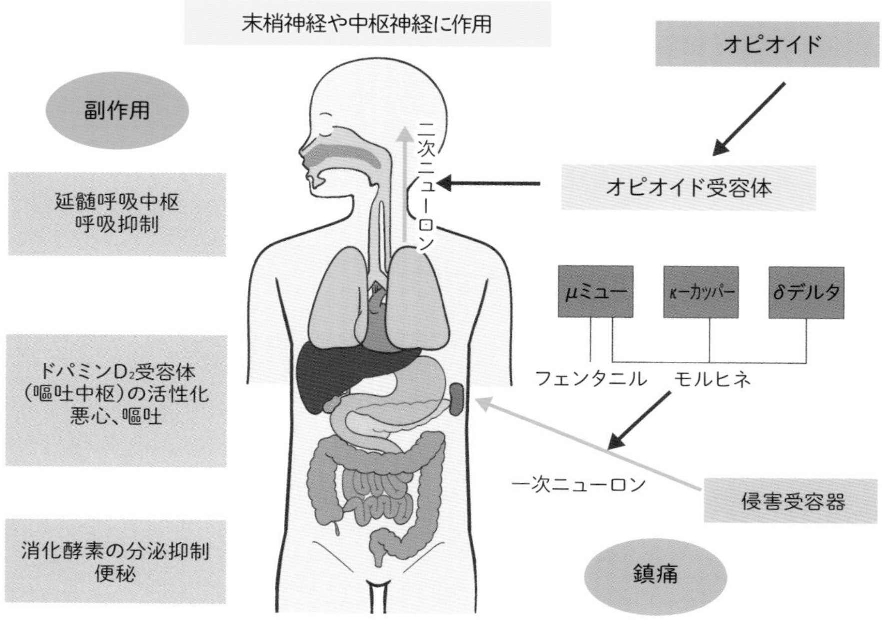

モルヒネは親水性のため、中枢神経への移行には時間がかかります。ヒスタミン遊離作用による血管拡張作用があり、循環動態が不安定な患者さんには使用しにくい薬剤です。

❻ 薬剤以外の鎮痛

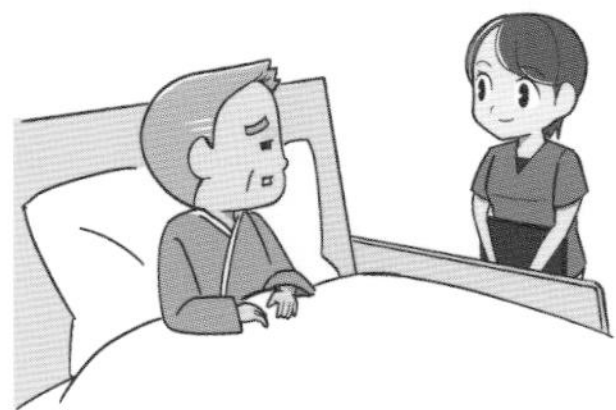

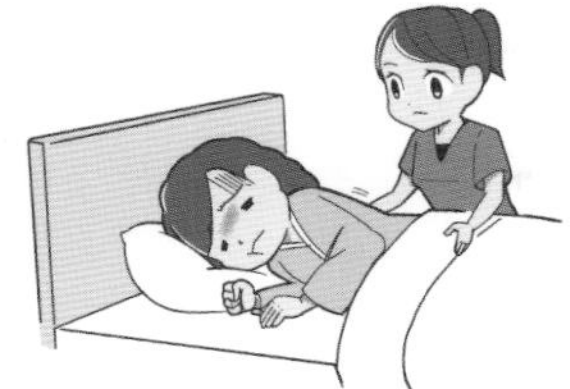

鎮痛とは、痛みを緩和して痛みによるさまざまな悪影響を回避、または軽減することをいいます。痛みには身体だけでなく心理社会的な要因によるものもあるため、薬剤を使用する鎮痛だけでなく、話を聴く、身体をさするなど、人の温かさを感じることで痛みが軽減されることも多くあります。

ポイント

痛みは主観的なものであり、患者さんが「痛い」と訴えていれば「痛み」は存在します。その「痛み」はどこから生じているのか観察し、アセスメントを行うことで患者さんのニーズに合った「痛み」への看護が提供できます。

【引用・参考文献】

1）道又元裕ほか. ICU ナースの生体侵襲ノート. 東京, 日総研, 2015, 57-61.
2）前掲書 1), p55.
3）道又元裕. 重症患者の全身管理：生体侵襲から病態と看護ケアが見える. 東京, 日総研, 2011, p17.
4）前掲書 3), p18.
5）横田敏勝. 臨床医のための痛みのメカニズム. 第 2 版. 東京, 南江堂, 1997, p46.
6）日本緩和医療学会ガイドライン作成委員会. がん疼痛の薬物治療に関するガイドライン 2020 年版. 東京, 金原出版. 2020. 200p.
7）大野博司ほか. ER・ICU の薬剤 110. Emergency Care 夏季増刊. 2015, 19-33.
8）日本集中治療医学会 J-PAD ガイドライン検討委員会編. 実践 鎮痛・鎮静・せん妄管理ガイドブック. 東京, 総合医学社, 2016, 163p.
9）日本緩和医療学会ガイドライン作成委員会編：がん疼痛の薬物療法に関するガイドライン 2014 版. 東京, 金原出版. 2014. 12-35, 42-77, 122-6.
10）日本クリティカルケア看護学会. 人工呼吸器離脱のための標準テキスト. 東京, 学研メディカル秀潤社, 2015, 136-59.

（下田綾子）

1 ICUにおける循環器系薬剤の必要性

ICUでは患者さんの循環を安定させることが目標になります。
図を見ながら循環の仕組みを理解し、安定した状態を目指しましょう。

1 ICUの目的と循環の仕組み

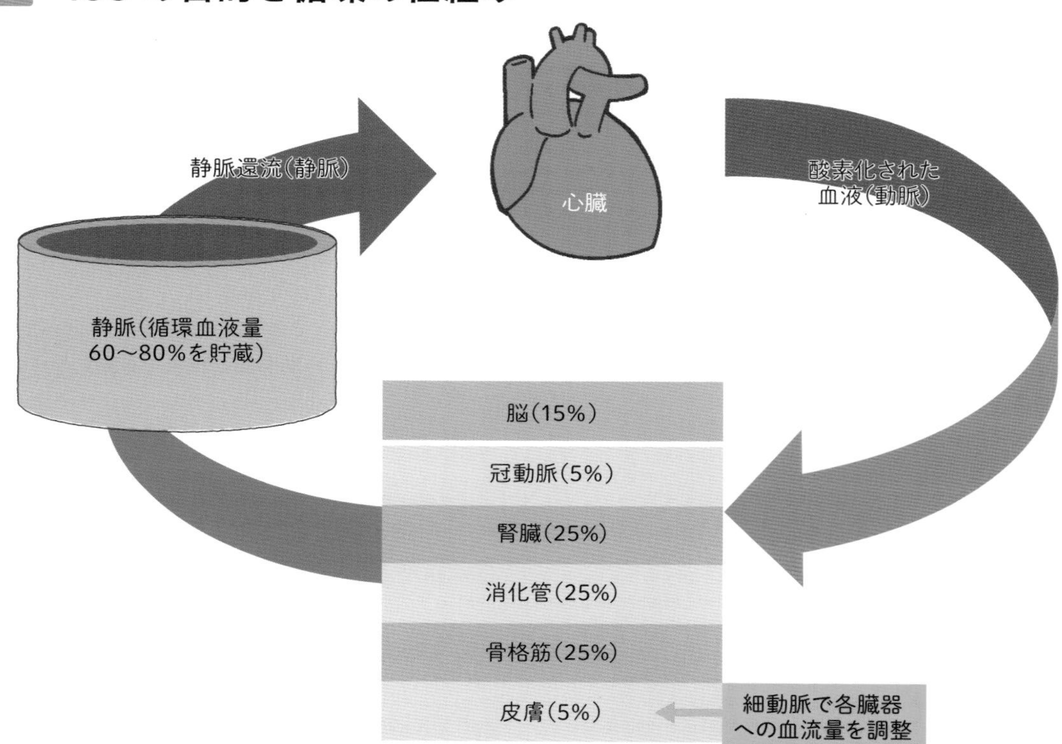

循環の仕組み（文献1を参考に作成）

集中治療室（intensive care unit：ICU）とは、集中治療が必要な患者さんに処置を行う場所です。集中治療とは「各専門科をまたいで（専門科に関係なく）、心臓、肺、腎臓などの臓器不全によって重症となっている患者の治療を包括的に行う治療のこと」と定義されています[2,3]。臓器不全とは循環不全と同義です。つまり、ICUでは循環が不安定な患者さんの状態を安定させることが目標になります。「循環が安定している状態」とは、末梢組織で必要とされる酸素を供給できており、酸素が末梢組織で十分に利用されている状態を指します。

ポイント

集中治療室では、症状や身体所見、検査値から循環不全を認識することが最も重要です

（寶泉春夫）

2 昇圧薬

1. 昇圧薬のポイント 昇圧薬は血管収縮のメカニズムが９割

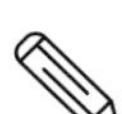

血圧を上げるために必要な薬剤は昇圧薬、強心薬、輸液の３つです。
ここでは昇圧薬（血管収縮薬）と強心薬について述べます。

❶ 昇圧薬の作用

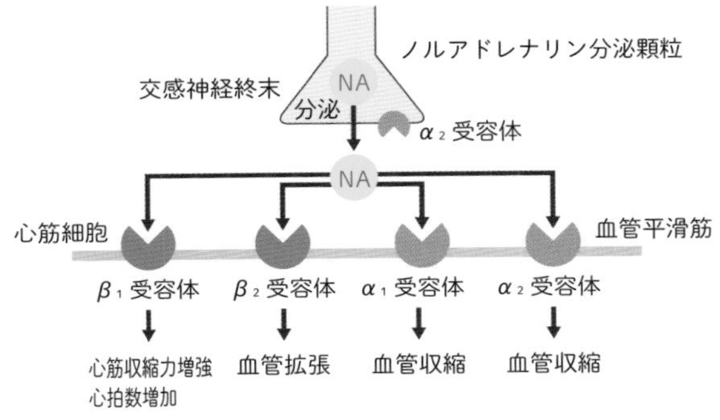

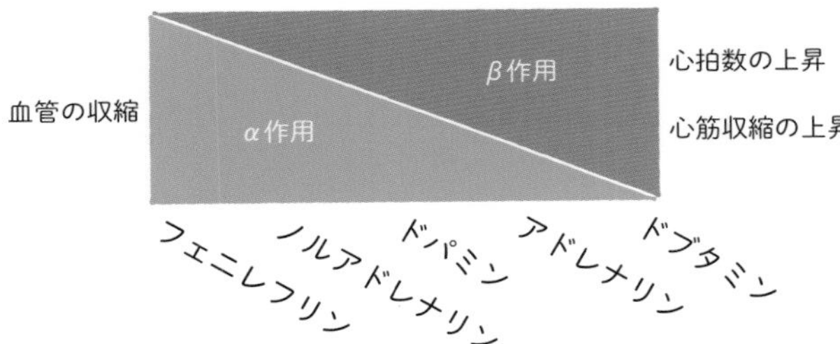

心血管に対するカテコラミンの作用（文献４を参考に作成）

α受容体	β1受容体	β2受容体
・血管収縮 ・瞳孔散大 ・立毛	・心拍数増加 ・心収縮性増加 ・脂肪分解	・血管拡張 ・気管支拡張 ・グリコーゲン分解と糖新生 ・子宮弛緩

（文献５を参考に作成）

カテコラミン作用については大きくαとβに分けられます。それぞれの血管作動薬にはひとつの作用だけではなく、α作用とβ作用を異なる割合であわせもっています。よく使われる薬剤がどのあたりに位置しているかを図で理解することも大切です。簡単に書くと、α作用の割合が強ければ血管を収縮させる作用が強く、β作用が強ければ心筋収縮能や心拍数への作用が強くなると覚えましょう。

交感神経の受容体のひとつであるα受容体は、おもに血管に分布しています。交感神経の興奮によりノルアドレナリンが分泌され、α受容体に結合すると末梢血管が収縮し、末梢血管抵抗が増加して血流が減少します。これにより心臓のはたらきが活発になり、心拍出量が増加すると血圧が上がります。

β受容体はおもに心筋に分布しています。ノルアドレナリンがβ受容体に結合すると、心拍出量が増加して血圧が上がります。

昇圧薬が必要な患者さんには、少量の昇圧薬を用いてでも早期に循環を安定させるのが好ましいとされる傾向があります。平均動脈圧 65mmHg を維持することを目標にしています。

しかし、昇圧薬の使用は低血圧回避による利益と昇圧薬使用によるリスクが隣あわせであることも忘れないようにしましょう。

❷ 昇圧薬・強心薬の種類と効果

昇圧薬（血管収縮薬）

・**フェニレフリン**：全身麻酔中などに使用します。作用はαのみのため血管収縮による昇圧効果はありますが、心収縮力には変化はありません。しかし、血管収縮は心臓の後負荷が増えることで1回拍出量を低下させる可能性があります。

・**ノルアドレナリン**：敗血症性ショックなどショック時に使用する第一選択薬です。β作用に比較して、強力なα1、α2血管収縮作用があります。少量のβ作用があるため心拍出量増大となりますが、不整脈は出づらいといわれています。

・**ドパミン**：αとβ両方の作用があります。少量～中等量投与（10μ/kg/分）ではβ作用が、高用量（＞10μ）でα作用が前面に出ます。

・**アドレナリン**：α1、α2およびβ1、β2に作用し、気管支喘息やアナフィラキシーショック、心停止時に使用します。副作用として臓器虚血や乳酸アシドーシス、頻脈が起こるとされています。ICUで使用するのはノルアドレナリンで血圧維持できない場合かつ、心拍数を上昇させたい場面で、少量投与を検討します。

強心薬

・**ドブタミン**：β1に作用し（β2とα1への作用はごくわずか）、心収縮力の増加と心拍数の上昇から心拍出量が増大しますが、末梢血管を拡張するため低血圧は改善されません。したがって血圧低下時にドブタミンを単独投与するのは意味がありません。

・**ミルノリン**：PDE III阻害薬であり、非カテコラミン製剤です。心収縮・心拍出量を増やし、肺血管・末梢血管拡張作用があります。末梢血管を拡張するため低血圧は改善されません。心機能が低下している場合には、強心薬で心筋収縮能を上げることで心拍出量が増加します。

ポイント

平均動脈圧65mmHgを維持できない場合、ノルアドレナリンを用いて昇圧し、循環を安定させましょう

（寶泉春夫）

3 血管拡張薬

1. 血管拡張薬のポイント

血管拡張薬の理解は心機能の解剖生理が9割

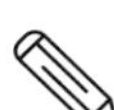

心拍数：心収縮力の増大、前負荷増大、後負荷増大のどこの要素で血圧が高いのか、循環不全をきたしているのか考えましょう。

❶ 血管拡張薬の作用

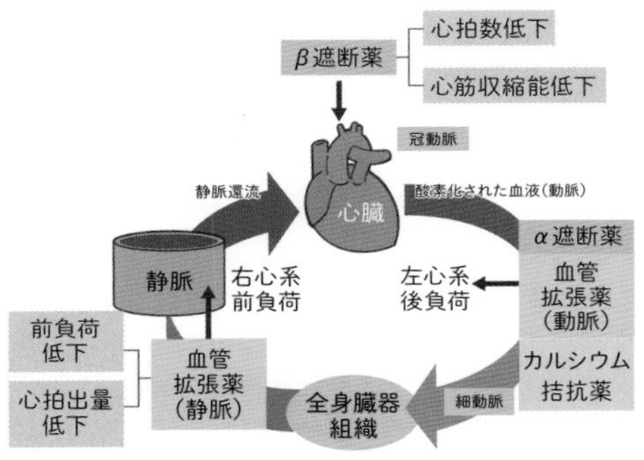

（文献6を参考に作成）

カルシウムイオンによる血管平滑筋細胞の収縮（文献7を参考に作成）

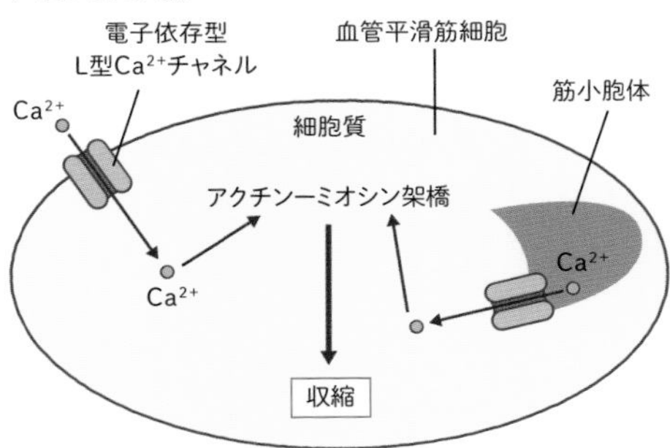

血管平滑筋の弛緩（文献7を参考に作成）

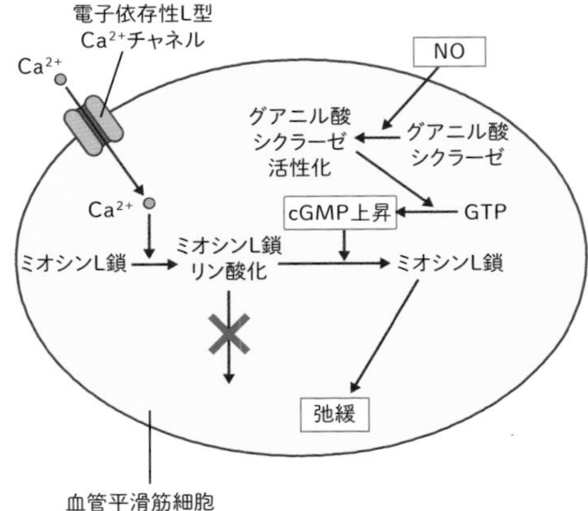

血管拡張薬、降圧作用を理解するには、心機能を規定する因子を知っておく必要があります。第1章でも記述されているため、ここではごく簡単な説明のみとします。

- **心拍数**：増加（陽性変時作用）、低下（陰性変時作用）で表します。
- **心収縮力**：増加（陽性変力作用）、低下（陰性変力作用）で表し、心筋の収縮が強力であるほど1回拍出量は増加します。
- **前負荷**：静脈還流量（体液量）、つまり心臓に戻ってくる血液量を表します。
- **後負荷**：細動脈の末梢血管抵抗であり、末梢血管の硬さと末梢血管収縮を表します。

これら4点に注意すると、静脈拡張＝前負荷低下、細動脈拡張＝後負荷低下、冠動脈拡張＝心収縮力上昇と理解できます。図も参考にしてください。

また血管は、おもに細胞内カルシウム（Ca）濃度が上昇することにより収縮します。Caチャネルは心臓と血管の平滑筋に存在します。細胞内Ca濃度が上昇する機序は2つあり、ひとつは細胞外から細胞内へCaチャネルを通ってCaが流入すること、もうひとつは細胞内の筋小胞体からCaが放出されることです。

細胞内のCa濃度が上昇するとアクチンとミオシンが架橋して筋収縮が起こります。

血管弛緩は血管平滑筋が弛緩することで起こります。これは一酸化窒素（NO）が関係しています。NOが血管平滑筋細胞に入ると、グアニル酸シクラーゼを活性化してcGMP上昇が起こり、これが架橋ミオシンのリン酸化を解除して血管が弛緩します。

❷ 血管拡張薬の種類と効果

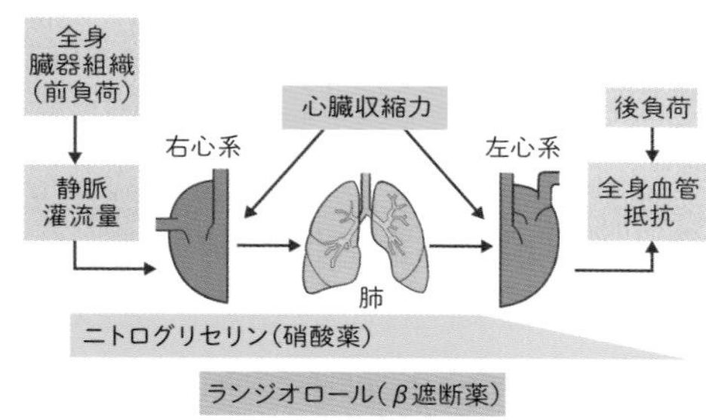

血管拡張薬の守備範囲（文献 7 を参考に作成）

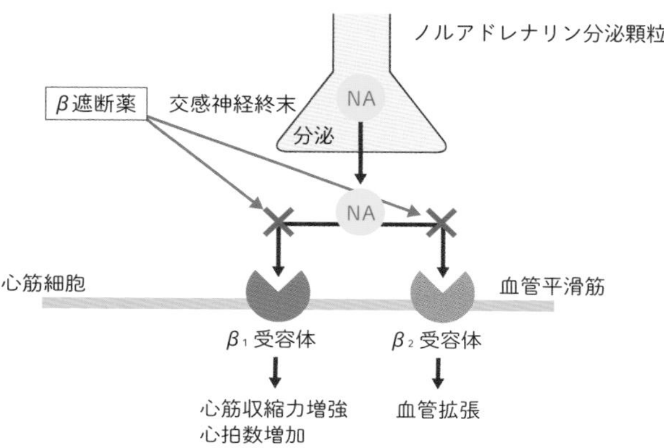

ニカルジピン（Ca 拮抗薬）

細動脈拡張＝後負荷低下、冠動脈拡張＝心収縮力上昇。動脈系の血管抵抗を下げることで血圧を下げ、冠動脈と脳血管に選択的に作用します。臓器への血管を拡張させることができ、重要臓器への血流を保てます。高血圧緊急症ではよく使用される薬剤です。しかし血管抵抗を低下させることで体は心拍出量を増やして血圧を維持しようとするため、反射性の頻脈を起こす可能性があります。心機能が低下している患者さんには注意して使用します。

ニトログリセリン（硝酸薬）

静脈拡張＝前負荷低下、大量投与で細動脈拡張＝後負荷低下、冠動脈拡張（おもに主幹部）＝心収縮力上昇。静脈に作用して血管を拡張します。ニトログリセリンの降圧効果は静脈拡張による静脈還流量の低下（前負荷の低下）とそれによる心拍出量の減少です。つまり心筋の酸素需要を減らしつつ、冠動脈の血流を増加させ酸素供給を増やすので急性冠症候群の治療に使用します。ただ、顔面動脈や硬膜動脈も拡張させるため、顔面紅潮や頭痛の副作用があります。

また、ニトログリセリン単剤での降圧効果は高くないので、降圧するなら心拍数を下げる薬剤と併用します。

ランジオロール（β遮断薬）

心拍数・心収縮力低下＝心拍出量低下。β遮断薬であり、交感神経刺激作用の減弱による陰性変力作用、陰性変時作用で血圧を下げます。心収縮力を下げることで 1 回拍出量と心拍出量を減少、また洞房結節を抑制して心拍数を下げます。薬剤効果で心筋の酸素需要を減少させるため、使用するのは大動脈解離、心臓の拡張不全、心筋梗塞のような酸素供給が減少している場合が多いです。超即効性であり、数分で効果が表れます。

【引用・参考文献】
1）田中竜馬. Dr. 竜馬のやさしくわかる集中治療 循環・呼吸編. 東京, 羊土社, 2016, p32.
2）Finfer S, et al. Critical care—an all-encompassing specialty. N Engl J Med 2013, 369,669-70.
2）Marshall JC, et al. What is an intensive care unit? A report of the task force of the World Federation of Societies of Intensive and Critical Care Medicine. J Crit Care. 2017, 37, 270-6.
4）前掲書 1）p52.
5）稲田英一監訳. 心血管作動薬. ICU ブック. 第 4 版. 東京, メディカル・サイエンス・インターナショナル, 2015, p771.
6）前掲書 1）p145.
7）大野博司. 血管拡張薬. ICU/CCU の薬の考え方、使い方 ver.2. 東京, 中外医学社, 2016, p354.

（寶泉春夫）

4 抗不整脈薬

1. 抗不整脈薬の作用と副作用

抗不整脈薬は心臓の細胞の解剖生理が９割

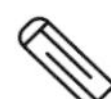

心臓の細胞のチャネルや受容体、活動電位を理解し
薬剤の作用や副作用の学びにつなげましょう。

❶ 心臓の活動電位を理解する

心臓の細胞の刺激伝導系、活動電位と収縮、心電図、代表的なチャネル

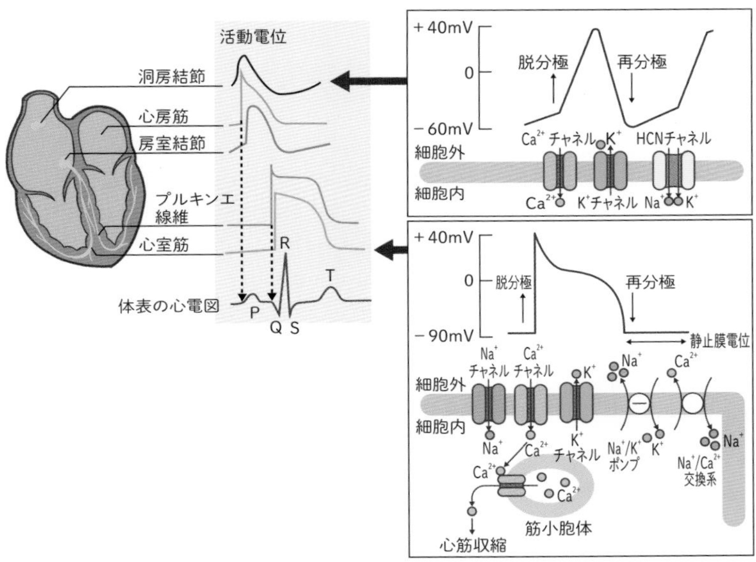

活動電位とは、刺激によって生じる電位の変化です。静止時の心臓の細胞は内側が陰性、表面が陽性に荷電していますが、刺激によってあるチャネルが開口し、細胞内に陽イオンが移動することで細胞の内側が陽性、表面が陰性になります（脱分極）。その後、別のチャネルが開口して細胞外に陽イオンが移動し、静止時の電位に戻る（再分極）ことで活動電位が生じます。

心臓の部位によって活動電位やチャネルが異なり、活動電位が生じることで刺激伝導系を通り電気的興奮が細胞に伝播し、心臓が収縮します。また、心臓の細胞の１つひとつの活動電位をある方向から見ると、心電図波形としてとらえることができます。

ポイント

チャネルの開口によってイオンが移動し、細胞内外の電位が変化することで活動電位が生じて心臓が収縮します

❷ 抗不整脈薬が作用する箇所を理解する

不整脈とは、なんらかの理由で刺激伝導系を流れる電気的興奮が乱れた状態をいいます。抗不整脈薬はチャネルや受容体に作用して電気的興奮の流れを整えます。ただ、抗不整脈薬は致死的不整脈を誘発することがあるため、不整脈を完全に止めるためではなく、不整脈による症状の軽減や致死的な不整脈の予防、血行動態を改善してQOLを向上させる目的で使用されます。

ICUで使用される抗不整脈薬は、効果作用時間や薬剤投与経路の観点から点滴静注が選択されることがほとんどです。作用時間が短いものは持続投与が行われます。

ここではVaughan Williams分類[1]による4つのおもな作用機序とその生理を説明します。実際には複数の作用をもつ薬剤が多いため、Sicilian Gambit分類もよく使用されます。

❸ 抗不整脈薬の種類と効果

I群：Na^+チャネル遮断薬

心房筋・心室筋

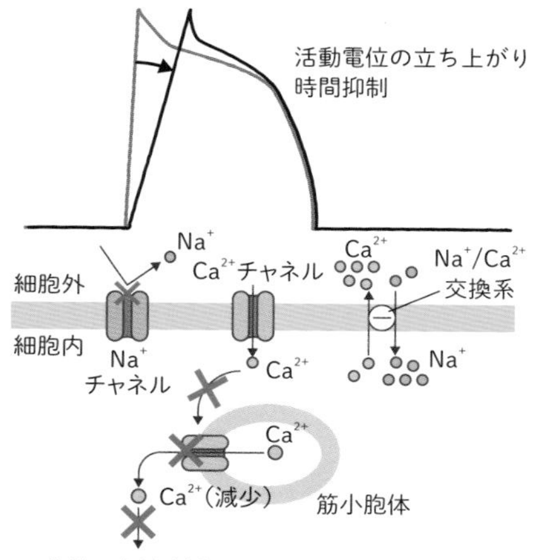

・**適応**：心房・心室起源の頻脈性不整脈
・**副作用**：心臓の収縮力低下
・**代表的な薬剤**：キニジン、プロカインアミド、リドカイン、プレカイニド、ピルジカイニド

心房筋・心室筋では、電気的興奮が伝播するとNa^+チャネルが開口し、Na^+が細胞内に移動することで脱分極が生じます。このNa^+チャネルを遮断すると、活動電位の立ち上がりにかかる時間が抑制されて活動電位が生じにくくなるため、心房・心室起源の頻脈性不整脈に効果があります。

また、細胞内のNa^+が低下することでNa^+/Ca^{2+}交換系がいっそうはたらき、細胞内のCa^{2+}が減少します。それにより、心筋の収縮に必要な筋小胞体からのCa^{2+}の流出が減少して心臓の収縮力が低下するため、心機能低下時の使用には注意が必要です。I群は、Na^+チャネル遮断効果が強い順にIc群、Ia群、Ib群に分けられます。

II群：β遮断薬

洞房結節・房室結節

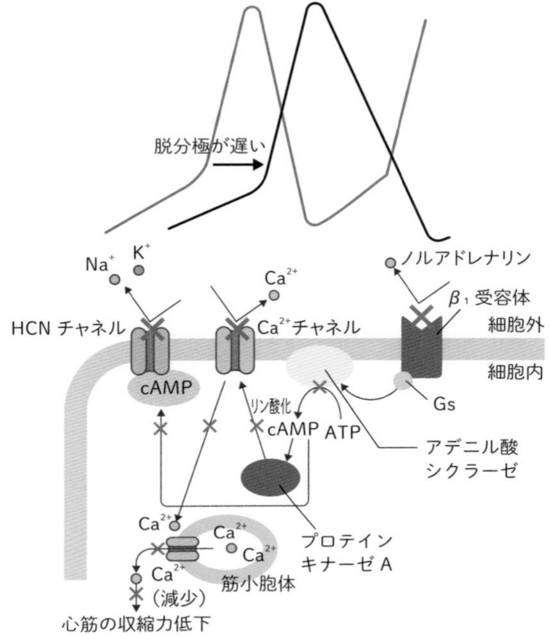

・**適応**：頻脈性不整脈のレートコントロール
・**副作用**：徐脈、房室ブロック、心臓の収縮力低下
・**代表的な薬剤**：ランジオロール、ビソプロロールフマル

洞房結節・房室結節では、静止時に HCN チャネルが開口して陽イオンが細胞内に流入することで Ca^{2+} チャネルが開口するところまで電位が浅くなります。それによって、刺激がなくても脱分極が発生する自動能をもちます。

β_1 受容体は交感神経終末から分泌されるノルアドレナリンと結合すると細胞内でさまざまな反応を起こし、HCN チャネルと Ca^{2+} チャネルが開口します。そのため、β_1 受容体を遮断すると HCN チャネルと Ca^{2+} チャネルが活性化されず、脱分極する頻度が低下して心拍数が低下します。同時に細胞内の Ca^{2+} が減少して心臓の収縮力が低下します。

III群：K^+ チャネル遮断薬

心房筋・心室筋

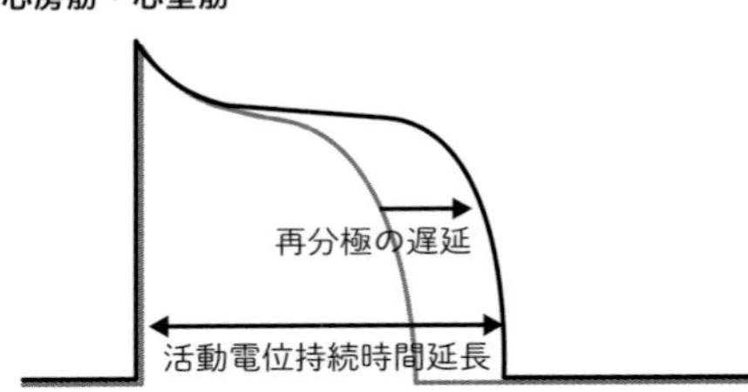

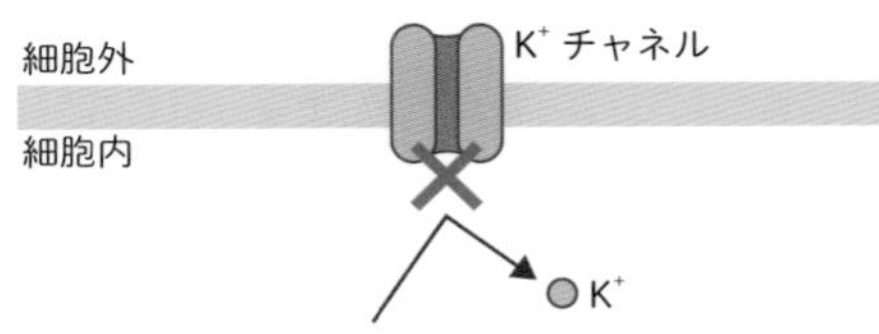

・**適応**：難治性の心房・心室性不整脈
・**副作用**：QT 時間延長
・**代表的な薬剤**：アミオダロン、ニフェカラント

心房筋・心室筋では、K^+ チャネルが開口することで細胞外に K^+ が移動して再分極します。K^+ チャネルを遮断すると再分極が遅延して活動電位持続時間が延長します。Na^+ チャネルは開口すると不活性化し、刺激を受けても開口しない時期（不応期）があるため、活動電位持続時間の延長により不応期が延長することで、心房・心室起源の頻脈性不整脈に効果があります。その反面、QT 時間が延長するため、重篤な不整脈であるトルサード・ド・ポアンツに注意が必要です。

Ⅳ群：Ca^{2+}チャネル遮断薬

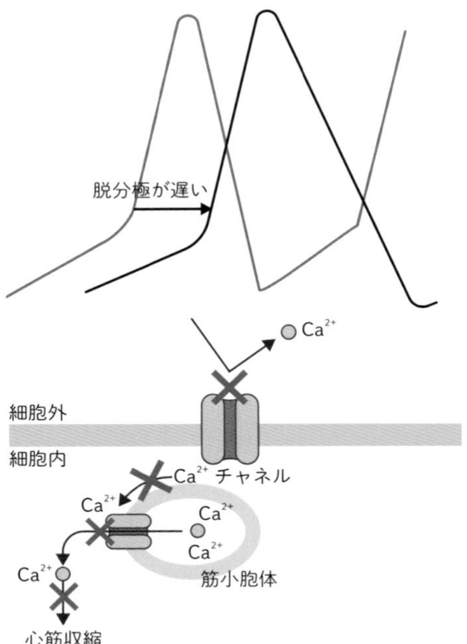

・**適応**：頻脈性不整脈のレートコントロール
・**副作用**：徐脈、房室ブロック、心臓の収縮力低下
・**代表的な薬剤**：ベラパミル、ジルチアゼム

末梢動脈拡張の作用が強いジヒドロピリジン系のCa^{2+}チャネル遮断薬（ニフェジピン、アムロジピンなど）と異なり、洞房結節・房室結節のCa^{2+}チャネルを遮断することで脱分極する頻度が低下して心拍数が低下します。また、細胞内のCa^{2+}が減少して心臓の収縮力が低下します。

ポイント

- **Ⅰ群は心房筋・心室筋の活動電位の立ち上がり時間を抑制します**
- **Ⅱ・Ⅳ群は洞房結節・房室結節を抑制します**
- **Ⅲ群は活動電位持続時間・不応期を延長します**
- **チャネルや受容体の遮断によって作用を得る反面、不整脈にもつながります**

【引用・参考文献】
1） Vaughan Williams EM. Classification of antiarrhythmic drugs. In: Symposium on Cardiac Arrhythmias. Astra. 1970, 449-72.
2） Donald C. Harrison MD. Antiarrhythmic Drug Classification: New Sience and Practical Applications. The American Jaurnal of Cardiology,56, 1985, 185-7.

（橋本　優）

5 抗凝固薬

1. 抗凝固薬の作用と副作用

抗凝固薬の機序は止血・凝固の解剖生理が9割

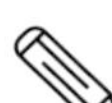

ICUでは薬剤や病態による止血・凝固の異常に遭遇する場面が多くあります。
抗凝固薬の機序を生理学から学びましょう。

❶ 止血機構を理解する

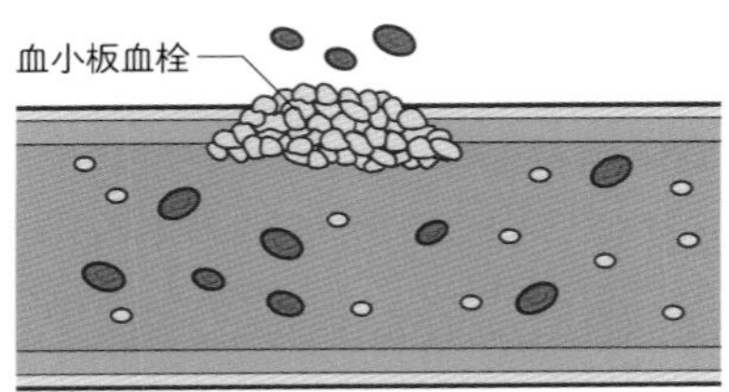

一次止血

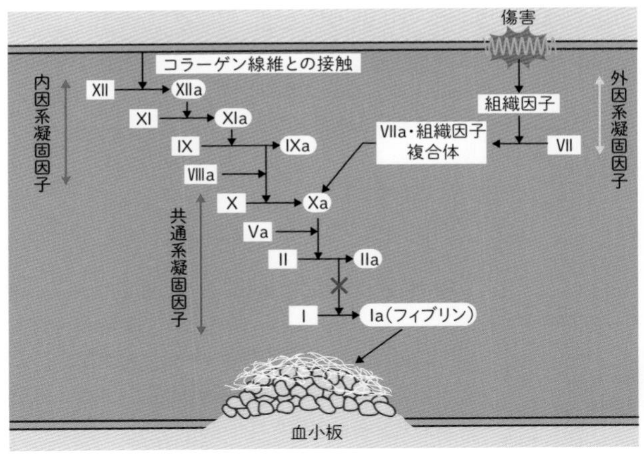

二次止血

止血機構には一次止血、二次止血があります。一次止血では、血管内皮細胞の傷害によりコラーゲン線維が漏出した部位に血小板が粘着・凝集して血栓が生成されます。

二次止血では、内因系凝固因子はコラーゲン線維との接触、外因系凝固因子は血管内皮細胞の傷害による組織因子の放出によって血液凝固因子（Ⅰ～XⅢで表す）が活性化され（活性化 activation は a で表す）、最終的にⅠa（フィブリン）が形成されます。一次止血によってできた血小板の血栓を、二次止血で形成されたフィブリンが覆い固めることで血栓がより頑丈になります。

血小板・凝固にかかわる薬剤に共通する副作用は出血であり、過投与や病態悪化によって生じることがあります。とくに凝固系の異常は深部出血が特徴で、遅発性に大量出血をきたすことがあるため、頭蓋内や腹腔内、消化管、背部など見えないところにも注意するようにしましょう。

ポイント

一次止血では血小板によって、二次止血では血液凝固因子の活性化で形成されたフィブリンによって血栓がつくられて止血されます

❷ 凝固にかかわる薬剤を凝固因子から理解する

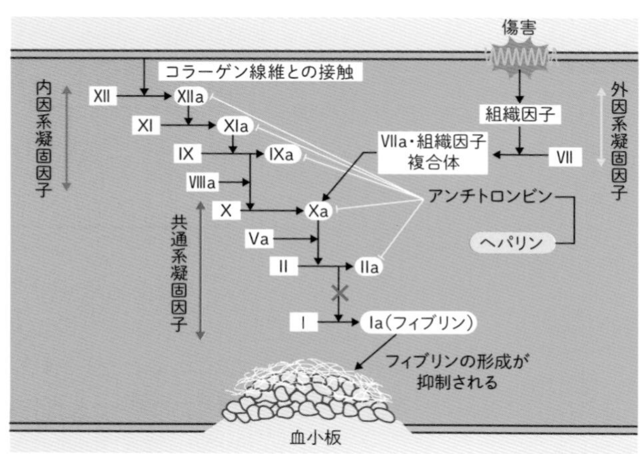

ヘパリンの作用機序

ポイント

ヘパリンはアンチトロンビンの活性を高め、血栓を作りにくくします

抗凝固療法の適応として、心房細動による脳梗塞の予防、弁置換術後の血栓形成予防、体外循環回路内の血栓予防、深部静脈血栓症・肺血栓塞栓症の予防と治療、心筋梗塞発症後の治療などが挙げられます。

服用にはワルファリンや直接経口抗凝固薬（direct oral anticoagulants: DOAC）が選択されますが、周術期などに血栓リスクが高い場合は、術前からの一時休薬とともに、半減期 40 分〜1 時間で調節しやすく拮抗薬のあるヘパリンに切り替えることもあります。

ヘパリン

ヘパリンは生理的な抗凝固作用のあるアンチトロンビンと結合し、アンチトロンビンの活性を高めることで内因系・共通系凝固因子を阻害します。

そのため、内因系凝固能を反映する活性化部分トロンボプラスチン時間（activated partial thromboplastin time: APTT）の延長をモニタリングしてヘパリン効果を確認しますが、より迅速に計測できる点から活性化凝固時間（activated clotting time: ACT）をモニタリングすることがあります。拮抗薬として硫酸プロタミンがあります。

❸ DIC の病態を理解する

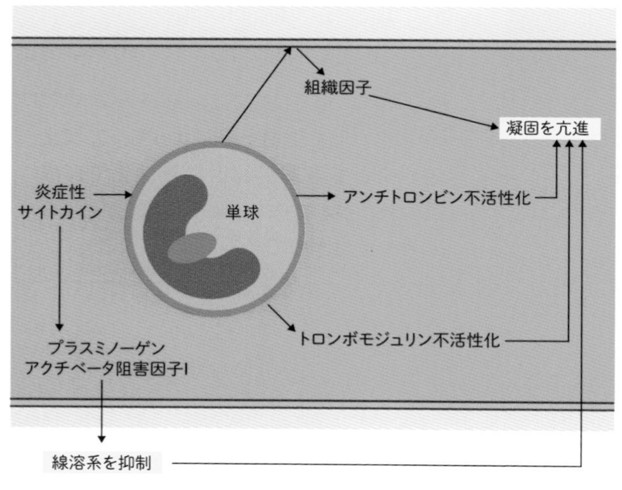

線溶抑制型 DIC の機序

播種性血管内凝固症候群（disseminated intravascular coagulation: DIC）は、線溶抑制型、線溶均衡型、線溶亢進型の 3 つに分類されますが、ここでは ICU でよくみられる敗血症にともなう線溶抑制型を説明します。

炎症性サイトカインなどによる刺激で、単球が組織因子の発現を促して外因系凝固因子を活性化します。また、抗凝固作用をもつアンチトロンビンやトロンボモジュリンを減少・不活性化します。さらに、血管内皮細胞からのプラスミノーゲンアクチベーター阻害因子 1（plasminogen activator inhibitor-1:PAI-1）の産生を促して線溶を抑制することで、相対的に凝固が亢進します。

❹ DIC 治療薬の作用

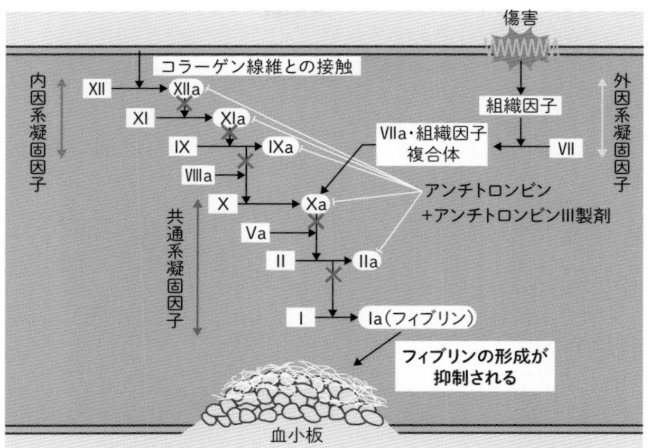

アンチトロンビンIII製剤の作用機序

DIC の治療は、まず原疾患の治療が第一ですが、治療薬としてはアンチトロンビンIII製剤や遺伝子組み換えトロンボモジュリンがあります[1]。これらは抗凝固作用だけでなく抗炎症作用をもち、血管内皮細胞障害の抑制が期待されます。

アンチトロンビンIII製剤（ノンスロン®）

炎症によって活性化された血液凝固因子とアンチトロンビンが結合して凝固の亢進を阻害します。それだけでなく、血管内皮細胞に結合してプロスタサイクリンの産生を増加させ、抗炎症作用を発揮します。

DIC では凝固亢進での消費などによってアンチトロンビンが低下するため、一般的にアンチトロンビン活性値が 70% 以下のときに使用されます。

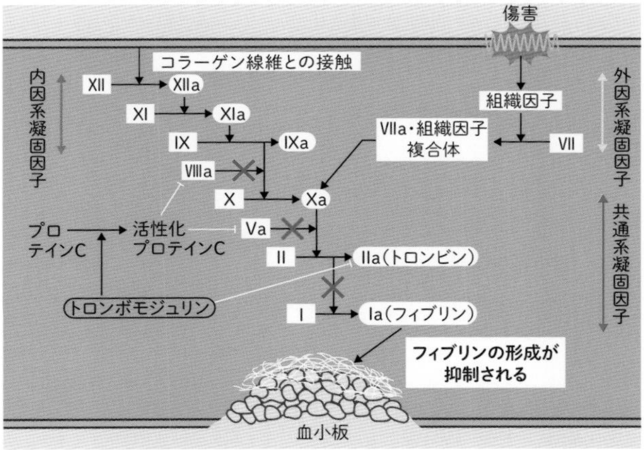

遺伝子組み換えトロンボモジュリンの作用機序

遺伝子組み換えトロンボモジュリン（リコモジュリン®）

トロンボモジュリンは血管内皮細胞に存在し、血液凝固因子が活性化されてII a（トロンビン）が存在しているときのみ作用します。

トロンボモジュリンとトロンビンが結合することでトロンビンの作用を抑制するとともに、プロテインC を活性化してトロンビンよりも手前にある血液凝固因子を分解して抗凝固作用を得ます。また、抗炎症作用もあわせもっています。

ポイント

線溶抑制型 DIC の治療では、アンチトロンビンやトロンボモジュリンを補充することで抗凝固作用の改善を促します

【引用・参考文献】

1） 日本集中治療医学会・日本救急医学会合同作成．日本版敗血症診療ガイドライン 2020. https://www.jsicm.org/pdf/jjsicm28Suppl.pdf、（2021 年 10 月 8 日閲覧）.

（橋本　優）

3章

見落とし厳禁！主疾患だけで解決しない解剖生理

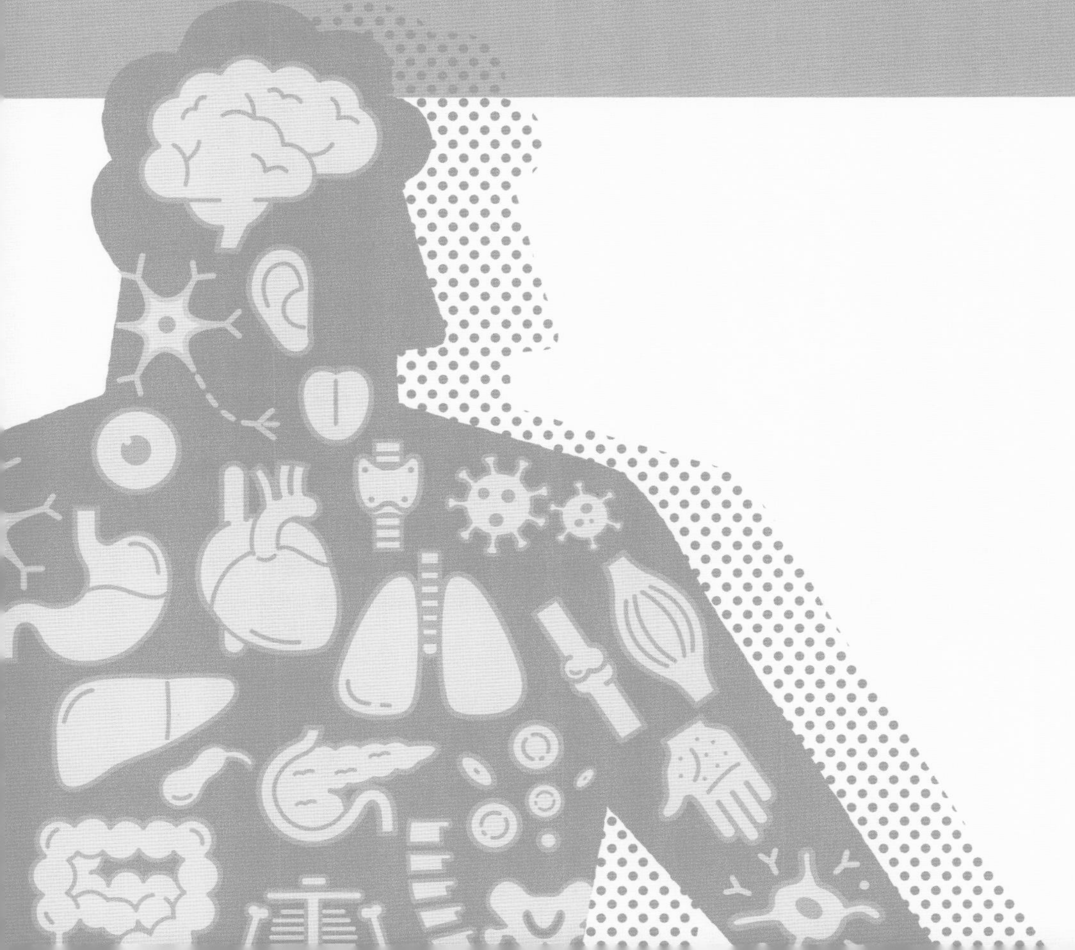

1 有効な体位変換

1. 循環動態と体位変換
有効な体位変換は呼吸器と循環器の解剖生理が９割

呼吸器と循環器の解剖生理を理解し、ICU での体位変換は
患者さんにどのような「効果」や「リスク」があるかを学びましょう。

❶ なぜ ICU での体位変換に解剖生理が必要？

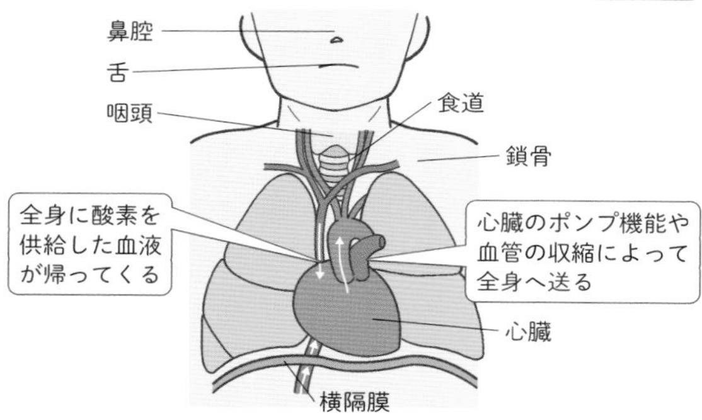

循環動態の基本

日常の勤務のなかで「体位変換の時間だ！　今まで患者さんは右を向いていたから、今度は左に向けよう！」といったことはありませんか。もちろん時間を設定して体位変換を行うことは重要です。しかし、ICU での体位変換は、実は解剖生理がわかっていないとリスクがともないます。なにげなく背中に入れている枕も目的によって調整の仕方が変わってきます。体位変換が患者さんにどのような「効果」や「リスク」があるのかを考えながらケアすることが大切です。そのためには、まず循環動態を理解する必要があります。

血液は、心臓から押し出されて全身に酸素を供給した後、下大静脈と上大静脈から右心房に流れ込みます（心臓への前負荷）。そして肺でガス交換され、心臓のポンプ機能（心収縮力・心拍数）や血管の収縮（心臓への後負荷）によって再度全身へ送られます（p.33 参照）。この関係性を把握したうえで、循環動態と体位変換を考えましょう。

❷ 体位変換の注意点：右側臥位

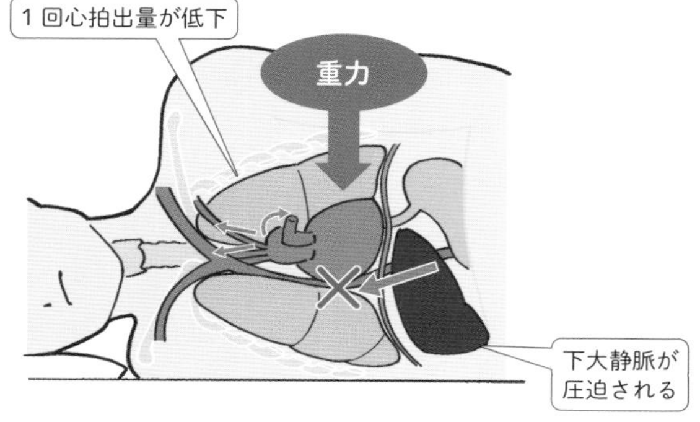

右側臥位の循環動態への影響

侵襲による血管の透過性亢進や出血などで循環血液量が低下している患者さんに対して右側臥位をとると、重力や心臓・肺重量の影響で下大静脈が圧迫されます。下大静脈は脊柱のやや右側を走行して右心房に入るため、前負荷が低下して右心房から右心室への血液流量が減少することで１回心拍出量が低下します[1]。この１回拍出量の不足を補うために心拍数は上昇しますが、代償反応がうまく行えない場合には容易に血圧が低下します[2]（p.37 参照）。とくに、体位変換直後にはモニタリングが必須です。

❸ 体位変換の注意点：左側臥位

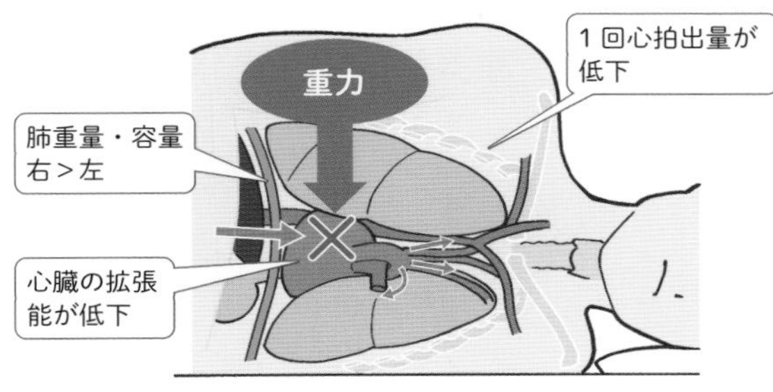

左側臥位の循環動態への影響

解剖学的に、肺重量は右肺が約 600g で容量 1,200mL に対して左肺が約 500g で容量 1,000mL で、左肺より右肺が重くなっています。

ACS（急性冠症候群）や開心術後などで左心機能の低下が著しい患者さんが左側臥位をとると、重力や肺重量の影響で心臓を圧迫し、拡張能が低下することによって 1 回心拍出量が低下します[2]。さらに心機能の低下は肺うっ血や肺水腫を引き起こし、肺のコンプライアンス低下によってガス交換障害となり呼吸困難を生じさせる可能性があります。

循環不全の徴候だけでなく、呼吸状態の変化にも注意して観察しましょう。

❹ 体位変換の注意点：頭部挙上

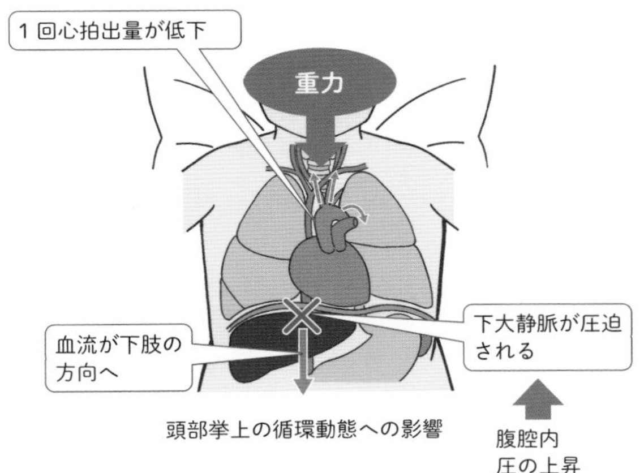

頭部挙上の循環動態への影響

上半身を起こした姿勢は、重力の影響で血流が下肢の方向に向かい、前負荷が減少します。とくに、ノルアドレナリン投与中の患者さんは静脈内血液の減少や血管の応答性が低下します。また、人工呼吸器の設定で PEEP 値が高い場合は胸腔内圧の上昇によって静脈還流が低下するため、頭部挙上は血圧の低下が生じやすいといわれています[3]。さらに、腹壁の緊張や収縮から腹腔内圧が上昇して下大静脈が圧迫されることで前負荷が減少し、血圧が低下します。

しかし、だからといって頭部挙上が悪いということではありません。臥位での長時間の管理や不動は起立性低血圧を引き起こす原因となってしまいます（p.48 参照）。後述しますが、呼吸機能低下の予防または改善のために少なくとも 20° 以上の頭部挙上が推奨されます。血圧が低下するリスクを考慮しながらベッド上でできる自動運動（患者さんが自分で動かす）や他動運動（看護師が動かす）を行いつつ、端座位、立位など段階的に早期リハビリテーションを進めていきましょう。

❺ 循環動態からみた体位変換

急性期では、侵襲が加わっている患者さんがほとんどではないでしょうか。よって、左側臥位から体位変換を開始することが望ましいと考えられます。しかし、心機能が低下している場合では左側臥位が望ましいとは限りません。また、肺切除術による肺重量の変化や高度肥満による脂肪組織の圧迫などによっても状況が変化してきます。さらに、体位変換を行った際に生じる代償反応がうまくいかずに血圧が低下する場合もあります。

一方、末梢血管抵抗増加（後負荷増加）や頻脈などの代償反応が強く生じる場合、または心機能が悪化して代償反応に耐えられない場合には心不全へ移行するケースもあります。

循環動態の現状や推移を評価し、体位変換の向きや頭部挙上の角度を検討しましょう。

❻ 事例：IABP 使用時の体位変換の注意点

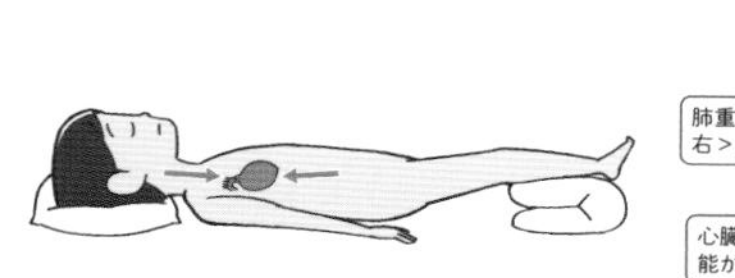

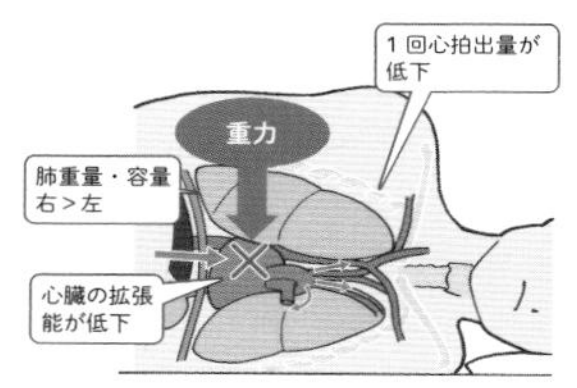

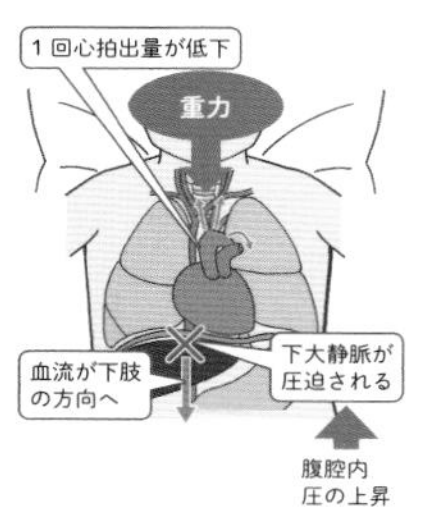

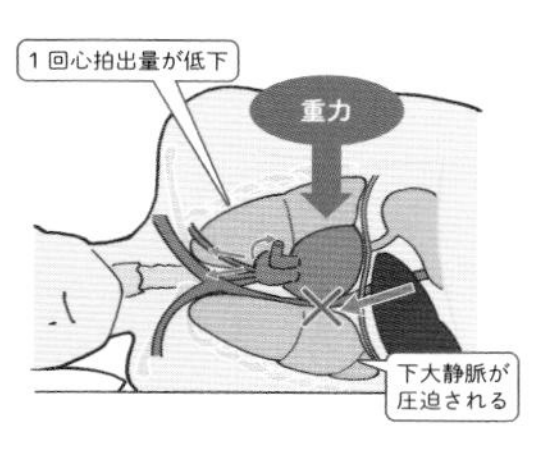

臥位
静脈還流が増加
→心不全に移行の可能性あり

左側臥位
心機能低下
→心不全に移行の可能性あり

心機能低下から心拍出量が低下して肺静脈が上昇するため、肺うっ血に注意する

心不全徴候に注意

呼吸困難、頻呼吸、努力呼吸
水泡音（coarse crackles）聴取、SpO_2 低下
心拍数の上昇、不整脈、末梢の脈拍微弱
血圧低下、CRT（毛細血管再充満時間）の延長
末梢冷感、皮膚蒼白、尿量減少、意識レベルの変化
頸動脈怒張、体幹や下肢の浮腫、喘鳴、冷汗、皮膚浸潤など

頭部挙上
静脈還流が軽減
→肺うっ血の改善

右側臥位
影響を受ける可能性が少ない
→利尿剤投与後などには注意

心拍出量が低下して循環血液量が増加している場合が多いが、前負荷の減少に注意する

循環血液量減少に注意

呼吸困難、頻呼吸、努力呼吸、SpO_2 低下
心拍数の上昇、不整脈、末梢の脈拍微弱
血圧低下、CRT（毛細血管再充満時間）の延長
末梢冷感、皮膚蒼白、尿量減少、意識レベルの変化など

IABP（大動脈内バルーンパンピング）は、急性心不全や ACS などに適応となっています。そのため、IABP を使用している患者さんは心機能が低下している場合が多く、有効な心拍出量が低下するため肺静脈圧を上昇させて肺うっ血となる可能性があります。

解剖生理の視点からみると、静脈還流量を増加させる臥位や、心臓の圧迫によって心拍出量を低下させる左側臥位は心不全に移行する可能性があるので、静脈還流量を減少させる姿勢の検討も必要です。挿入部位の屈曲には注意が必要であり体動制限となりますが、一般的に頭部挙上は 30° まで可能とされています。

体位変換直後は、心拍数の上昇や血圧の低下、新たな不整脈の出現、SpO_2 の低下や呼吸回数の上昇などの変化が確認されることもありますが、2 分程度で改善しない場合はもとの姿勢へ戻しましょう。

2. 呼吸管理と体位変換

有効な体位変換は呼吸器と循環器の解剖生理が９割

呼吸管理と体位の関係性を理解すれば適切な対応につながります。
ここでは、目的に応じた体位変換を学びましょう。

❶ 体位ドレナージ

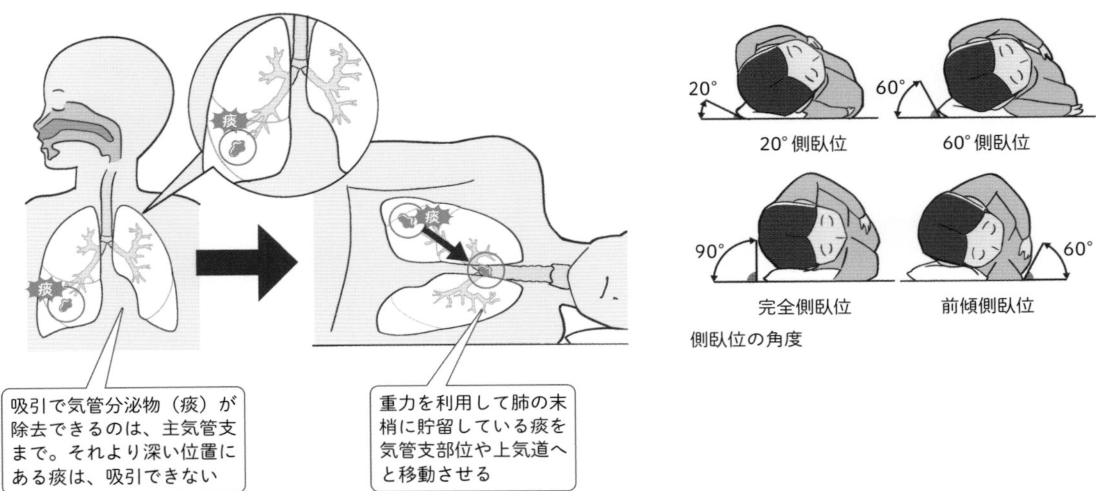
痰
痰
痰
吸引で気管分泌物（痰）が除去できるのは、主気管支まで。それより深い位置にある痰は、吸引できない
重力を利用して肺の末梢に貯留している痰を気管支部位や上気道へと移動させる
20°
60°
20° 側臥位
60° 側臥位
90°
60°
完全側臥位
前傾側臥位
側臥位の角度

気管分泌物が主気管支より末梢に存在する際には、気管内吸引を実施しても吸引できません。そこで、重力を利用して肺の末梢に貯留している気管分泌物を気管支部位や上気道へと移動させる方法を検討します。この方法を体位ドレナージといいます。

例えば、右肺の末梢に痰があった場合は右側を上にした体位（左側臥位）をとることで、主気管支部位に向けて痰を移動させることができます。排痰効果を目的とした場合は、側臥位の角度を少なくとも 60° 以上にする必要があり、90° 側臥位（完全側臥位）からさらに前傾 45〜60° 程度（前傾側臥位）の角度をつけると、より効果が期待できます[4, 5]。

❷ 区域ごとの最適な排痰体位を理解する

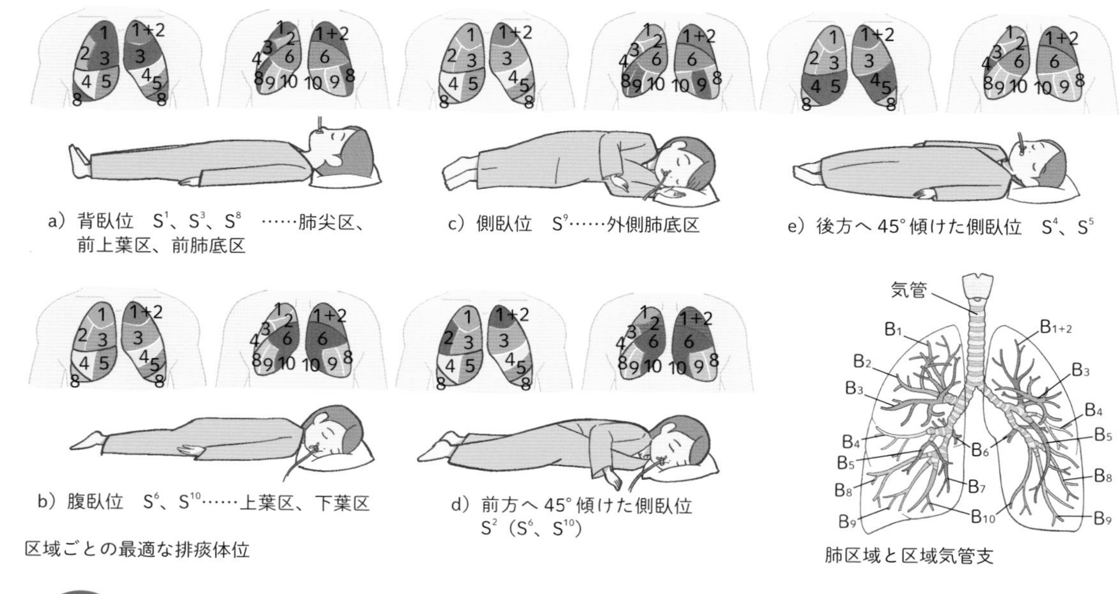

a）背臥位　S^1、S^3、S^8　……肺尖区、前上葉区、前肺底区
c）側臥位　S^9……外側肺底区
e）後方へ 45° 傾けた側臥位　S^4、S^5
b）腹臥位　S^6、S^{10}……上葉区、下葉区
d）前方へ 45° 傾けた側臥位　S^2（S^6、S^{10}）
気管
B_1
B_{1+2}
B_2
B_3
B_4
B_5
B_6
B_7
B_8
B_9
B_{10}

区域ごとの最適な排痰体位

肺区域と区域気管支

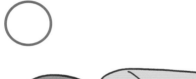

区域ごとのドレナージの効果は側臥位の角度によって変化するため、最適な体位を選択することが大切です。まずは聴診や触診を行い、どこに痰があるのか判断して変換する向きを判断しましょう。

体位ドレナージによって末梢の気管支から主気管支へ痰が移動するには、10〜20 分程度の時間がかかるとされています。そのため、適切なタイミングでの吸引操作が必要となります。しかし、水様痰や粘稠痰など痰の性状によって異なるため、姿勢を保持している間は呼吸状態を観察しながら時間を検討しましょう [5]。

なお、体位ドレナージは、循環動態が不安定な場合や頭蓋内圧が亢進している場合などは禁忌となります。また、側臥位では下になる上肢が圧迫され、神経障害を引き起こす可能性があります。個々の患者さんによって異なりますが、過外転・過内旋を避けたり、枕の高さを調整したりするなどの予防が必要です。上腕動脈の阻血にも注意しましょう。下になる指へ SpO_2 を装着し、血流確認のために脈波の変化がないか観察することもひとつの方法です。

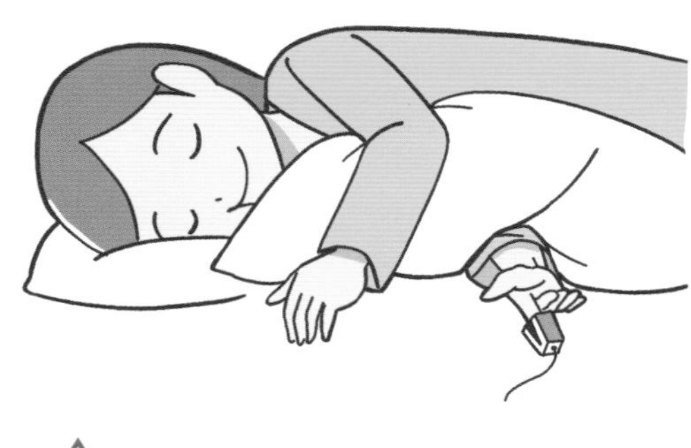

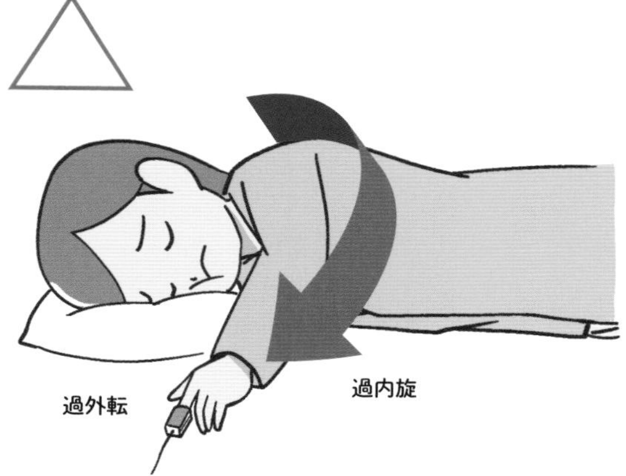

側臥位または前傾側臥位時の良肢位

❸ 機能的残気量が上昇する体位

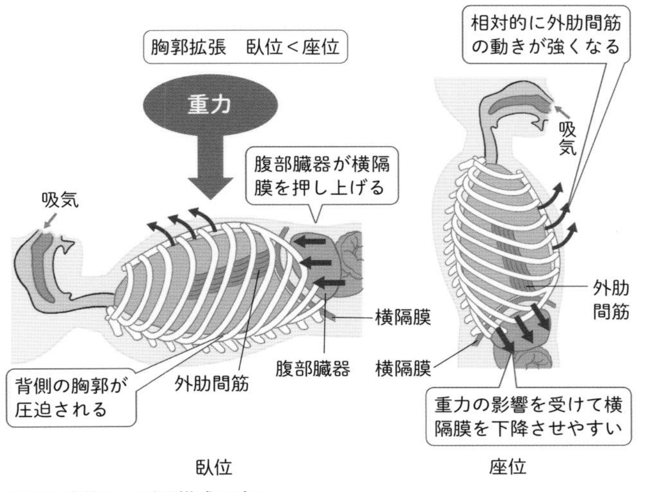

臥位と座位での呼吸様式の違い

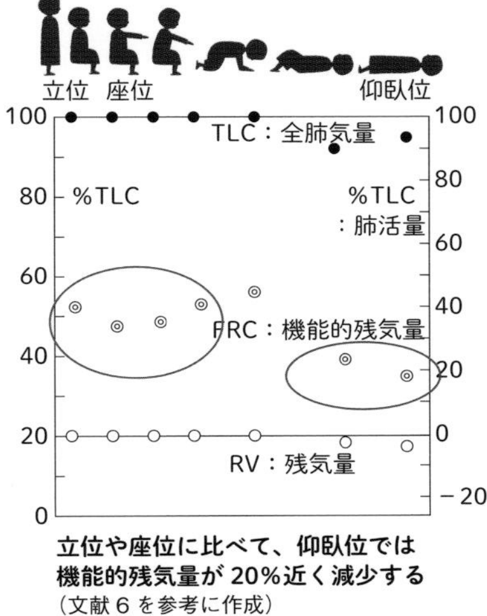

立位や座位に比べて、仰臥位では機能的残気量が 20%近く減少する
（文献 6 を参考に作成）

立位や座位に比べて、仰臥位は背側の胸郭が圧迫されて胸郭の拡張が制限されることや、腹部臓器が横隔膜を押し上げることで吸気の制限がかかるため、換気量が低下します。また、それにともない、機能的残気量（FRC）※が減少します。とくに高齢者・肥満・腹部の手術を受けた患者さんは横隔膜の動きが制限されるため、仰臥位による影響を受けやすくなります。

一方、座位は仰臥位での制限が緩和されるため、相対的に肋骨の動きが大きくなります。また、重力の影響を受けて横隔膜を下降させやすくなり、換気量が増加します。したがって、立位や座位（背面を開放した姿勢：端座位）を積極的にとることで FRC の上昇が期待できます[6]。状況によっては立位や座位がとれない場合もありますが、ある研究では腹腔内圧の上昇で横隔膜が制限されて FRC の低下が著しい妊婦においても、頭部挙上 0° と比較して頭部挙上 20° から肺容量の増加が認められ、30° ではさらに増加することがわかっています[7]。臥位で管理するのではなく、少なくとも 20° 以上の頭部挙上を行い、肘掛けなどを使用して両肩甲骨の重量が胸郭にかからないようにすることなども、FRC の改善に役立ちます。

※ FRC: Functional Residual Capacity（機能的残気量）とは

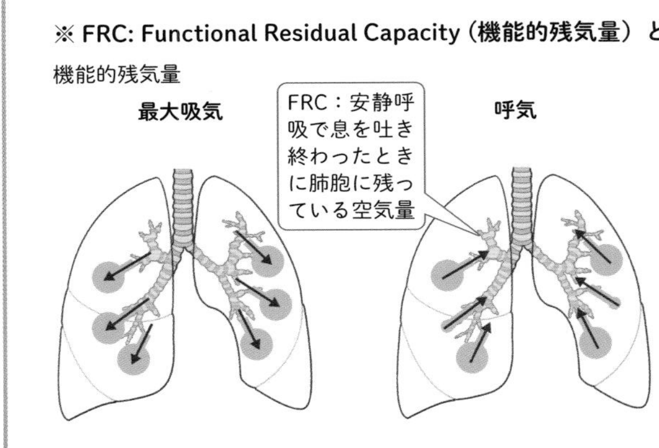

胸腔内圧は常に陰圧がかかっており、呼気位でも大気中より 2〜4cmH_2O 程度低く保たれています。そのため、安静呼吸で息を吐き終わった後も肺胞は膨らんでおり、血液と肺胞の毛細血管の間でガス交換が行われています。このときに、肺胞に残っている空気量を FRC といいます。FRC が上昇すると、呼気時にも肺胞内の空気量が多くなり、次に吸気する際に努力することなく肺胞を広げることができます。一方、FRC が低下すると肺胞内の空気量が少なくなるため、末梢気道の閉塞や肺胞虚脱の原因となります。

❹ 荷重側肺障害を予防・改善するための体位変換

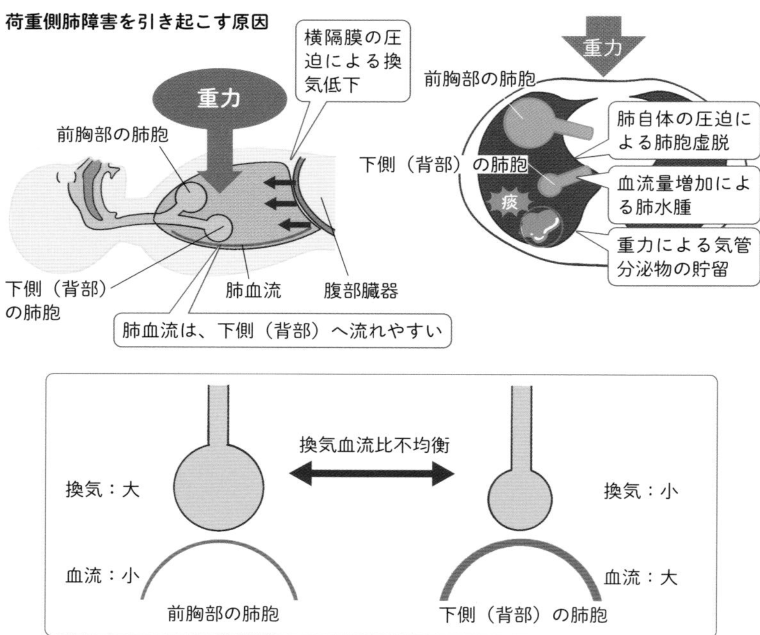

仰臥位では、重力の影響で肺自体が圧迫されたり、腹腔内臓器が背中側の横隔膜を押し上げて胸腔を圧迫するため、下側（背側）の肺胞が膨らみにくい状況になります。また、気管分泌物は下側（背側）に移行しやすく、無気肺が生じるリスクが増え、血液も重力の影響で下側（背側）に流れやすい状況になります。その結果、下側（背側）肺内のうっ滞が生じ、間質性または肺胞性の肺水腫を引き起こして末梢気道が閉塞します。膨らみにくい肺胞に血液が多く流れてしまうことで SpO_2 は低下します[8)]。

このように、荷重のかかる肺に換気血流比の不均衡が起こることを荷重側肺障害といいます。人工呼吸器を装着している場合、重力や腹部臓器に影響されない上側（胸側）に換気が入りやすく、下側（背側）には換気が入りにくい状況になります。とくに鎮静薬や筋弛緩薬を使用している場合には、この影響を受けやすくなります[9)]。

荷重側肺障害は仰臥位では進行してしまいますが、仰臥位よりも持続的な体位変換で改善されます[10)]。仰臥位または褥瘡予防目的での 20° 程度の側臥位では効果が期待できないため、45～60° 程度の側臥位や 20° 以上の頭部挙上で管理し、荷重側肺障害が生じていないかどうか背側の呼吸音も忘れずに聴取することが大切です。

また、循環動態やマンパワーが担保できれば腹臥位を推奨されていますが、前傾側臥位の有効性も高いことが報告されています[11)]。30 分～2 時間程度を目安として、循環動態や酸素化を評価しながら実施しましょう。

❺ 呼吸管理からみた体位変換

患者さんの状況	推奨される体位と注意点
前負荷が減少している場合 ※侵襲直後 24～48 時間など	・右側臥位を避ける ・頭部挙上時には心拍出量低下に注意
心機能が低い場合 ※虚血性心疾患や開心術後など	・左側臥位を避ける ・心不全への移行に注意
気道分泌物がある場合 ※人工呼吸器管理中、肺炎など	・患側（気道分泌物がある側）を上にした体位 ※側臥位の角度が少なくとも 60° 以上 ・健側への気道内分泌の移動に注意
肺容量を改善したい場合	・可能であれば、立位や座位 ・頭部挙上 20° 以上（仰臥位での管理を避ける）
荷重側肺障害予防・改善を目的とする場合 ※人工呼吸器管理中、肥満など	・仰臥位での管理を避ける ・30 分～2 時間程度を目安として、持続的な体位変換 ※側臥位の角度が 45～60° 程度以上 ・頭部挙上 20° 以上
褥瘡を予防したい場合	・側臥位の角度が 20° 程度

臨床では、褥瘡予防目的で側臥位の角度を 20° 程度に管理されていることが多いですが、とくに人工呼吸器の使用や肥満体型の患者さんは荷重側肺障害となりやすいため、排痰や肺容量増加を目的とした体位変換を検討しましょう。

しかし、体位によっては不整脈の誘発、頭蓋内圧亢進、疼痛などの合併症が出現し、安静時に比べて酸素消費量を増加させてしまうことで、さらに侵襲を加えてしまう可能性もあります[12]。また、経管栄養や食事摂取後でも腸管に血流が集中することで循環血液量が減少し、血圧が低下する要因にもなります。体位変換前後の循環動態や酸素化の評価も忘れずに行いましょう。

患者さんの状況に合わせた体位を表にまとめました。近年、早期離床の必要性が強調されており、まずはベッド上からできるモビライゼーションへの介入が重要となります。そのひとつが体位変換であると考えています。PICS（ICU 後症候群）予防にもつながるため、患者さんにとって起こりうるメリットとデメリットを考慮しながら、低酸素の回避や人工呼吸器の早期離脱など社会復帰を視野に入れた実践をしていきましょう。

【引用・参考文献】

1) 井上莊一郎．体位と血圧の関係．LiSA 別冊．26，2019，101-6.
2) 道又元裕ほか．重症患者の全身管理．東京，日総研，2009，57-62.
3) Göcze I et al. The effects of the semirecumbent position on hemodynamic status in patients on invasive mechanical ventilation: prospective randomized multivariable analysis. Critical Care. 17 (2), 2013, 80.
4) 道又元裕．気管吸引・排痰法．東京，南江堂，2012，106-15.
5) 生山 笑．呼吸器ケアを再考する．日本看護技術学会誌．2008，7 (2)，43-7.
6) Agostoni E. et al. Statics of the resepiratory system. In: Handbook of Physiology. Respiration. Section3. Am Physiol Soc. Vol.1 (Fenn Wo,Rhan H). 1964, 387-409.
7) Hignett Retal. A Randomized Crossover Study to Determine the Effect of a 30° Head-Up Versus a Supine Position on the Functional Residual Capacity of Term Parturients. Anesth Analg. 2011, 113 (5), 1098-102.
8) 松嶋真哉．荷重側肺障害の改善のためのポジショニング．呼吸ケア．2017，15 (3)，235-46.
9) 鰤岡直人ほか．臥位はなぜ呼吸に悪いか．呼吸と循環．1998，46 (3)，253-9.
10) Bein T et al. Acute effects of continuous rotational therapy on ventilation-perfusion inequality in lung injury. Intensive Care Med. 1998, 24 (2), 132-7.
11) 神津玲他．前傾側臥位が急性肺損傷および急性呼吸促迫症候群における肺酸素化能、体位変換時のスタッフの労力および合併症に及ぼす影響．人工呼吸．2009，26 (2)，210-7.
12) 宮川哲夫．呼吸リハビリテーションと呼吸理学療法 EBM．理学療法 MOOK4 呼吸理学療 法．東京，三輪書店，1999，1-11.
13) 芝田香織．呼吸器ケア．2007，4 (2)，153-8.
14) Nunn JF. Elastic force and lung volume. In : Nunn's Applied Respiratory Physiology.6ed.

（石川智也）

2 血液ガスからみる酸塩基平衡の所見

1. 酸塩基平衡のポイント
血ガスの理解は酸塩基平衡の生理が９割

ICU で頻回に行われる血液ガス分析。そもそも、血液ガスとはなんでしょうか？
また、酸塩基平衡が苦手な人も多いのでは？いっしょに勉強していきましょう！

❶ 血液ガスの基礎：血液ガスってなに？

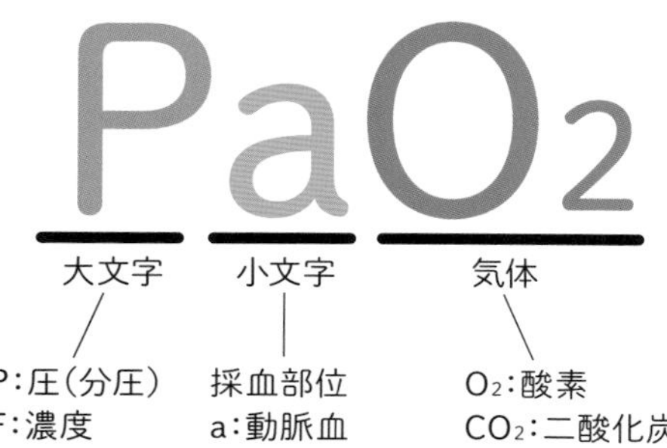
PaO2
大文字
小文字
気体
P：圧（分圧）
F：濃度
採血部位
a：動脈血
v：静脈血
O2：酸素
CO2：二酸化炭素
※検査機械の結果は省略されている場合がある

血液ガス表記のルール

ガスとは気体を意味します。「血液ガス」は血液に含まれている気体成分で、おもに酸素（O_2）と二酸化炭素（CO_2）で構成されています。血液ガスは PO_2 や PCO_2 と表記されます。

❷ 血液ガスの基礎：酸塩基平衡に必要な物質

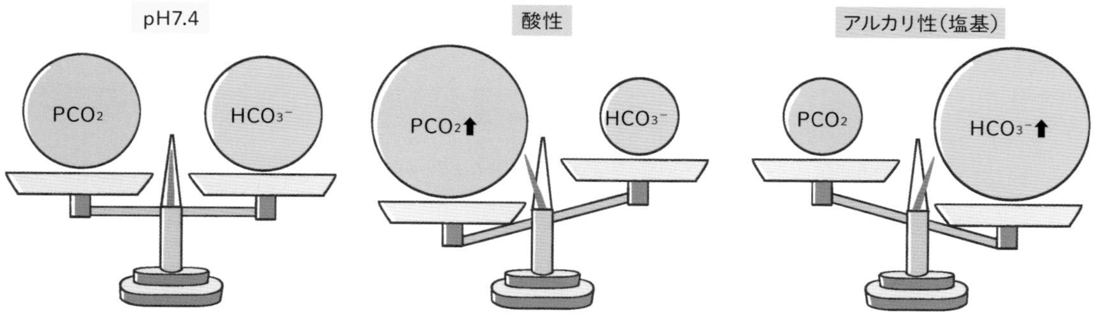

酸塩基平衡とは、血液中の水素イオン（H^+）を測定することです。H^+濃度は pH で表され、pH が低くなると酸性、高くなるとアルカリ性に変化します。

酸塩基平衡に重要な物質は、PCO_2 と重炭酸イオン（HCO_3^-）です。PCO_2 の量が増えると pH は酸性になり、HCO_3^-が増えると pH はアルカリ性（塩基）になります。体内では、PCO_2 と HCO_3^-がバランスを取りながら、pH が 7.4 に近づくように調整をしています。

血液ガスを理解するうえで、酸は「H^+を出す物質」、塩基は「H^+を受け取る物質」と考えるとわかりやすいと思います（ブレンステッドの定義）。

❸ 酸塩基平衡の基礎

体内での酸の産生

ヒトが生命を維持するためには、エネルギーの産生が必要不可欠です。エネルギー源となるものはおもにブドウ糖と O_2 です。ブドウ糖と O_2 が反応してエネルギーになると同時に、体内では CO_2 と水も作られます。

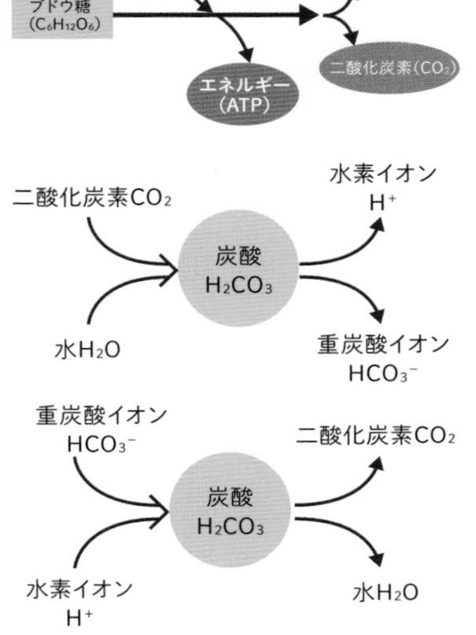

CO_2 は酸

エネルギーが作られた際に産生される CO_2 は静脈血の中に溶け込みます。CO_2 は水と結合して炭酸（H_2CO_3）になりますが、炭酸は H^+を生じます。H^+を発生する CO_2 は「酸」ということになります。

HCO_3^-は塩基

HCO_3^-は H^+を取り込んで炭酸（H_2CO_3）になります。H^+を取り込む HCO_3^-は「塩基」になります。

❹ 酸塩基平衡における肺の役割

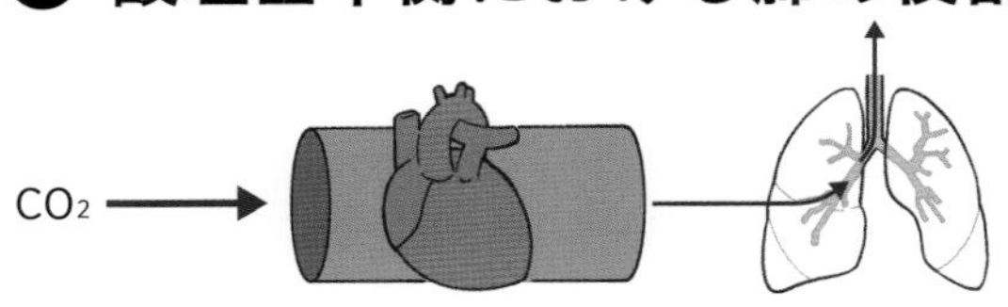

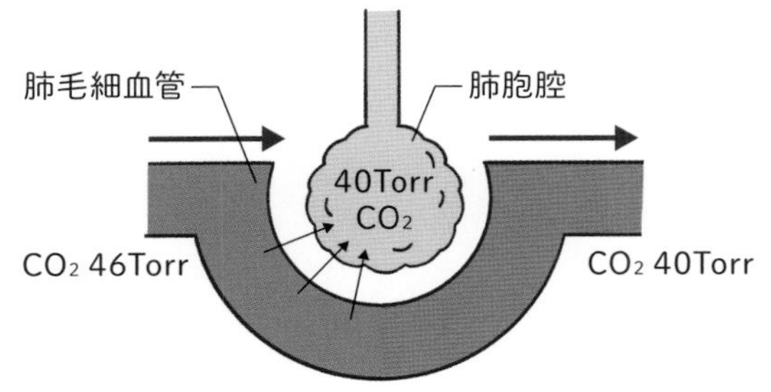

CO_2 の排出

成人は1分間に約200mLの CO_2 を産生しています。酸である CO_2 がそのまま血液に溶けるとpHは大きく低下してしまうため、体循環で肺に運ばれて肺から排出されます。

肺の毛細血管から肺胞腔への CO_2 の移動は分圧の差で行われます。正常な肺は CO_2 の移動速度が非常に早く（O_2 の20倍）、肺毛細血管と肺胞腔の CO_2 分圧は瞬時に完全に平衡に達します。肺動脈に流れる CO_2 分圧は46Torr程度で、肺胞を通過した肺静脈での CO_2 分圧は40Torr程度に低下します。

CO_2 の認識

$PaCO_2$ が上昇すると、生体は CO_2 を排出する必要があります。$PaCO_2$ の認識は化学受容器によって行われています。

化学受容器には**中枢化学受容器**と**末梢化学受容器**の2つがあります。中枢化学受容器は延髄に存在し、$PaCO_2$ の上昇によって呼吸中枢が刺激されて呼吸が促進されます。末梢化学受容器は頸動脈にある「頸動脈体」と大動脈弓にある「大動脈体」に分かれます。$PaCO_2$ の上昇によって刺激されますが、中枢化学受容器ほどの刺激効果はありません。低酸素の状態で強く刺激されます。

これら化学受容器の刺激が、呼吸困難の発生に関与するともいわれています。

❺ 酸塩基平衡における腎臓の役割

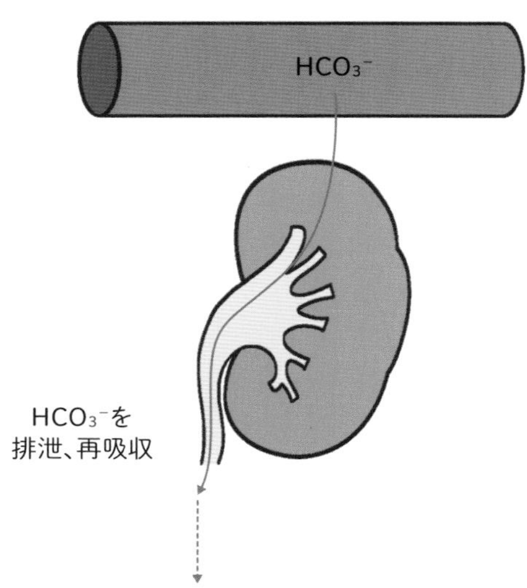

HCO_3^-の排泄、再吸収

腎臓では、HCO_3^-の排泄・再吸収が行われています。HCO_3^-は塩基なので、腎臓は塩基を調整する臓器ということになります。

Column

ベースエクセス（BE）

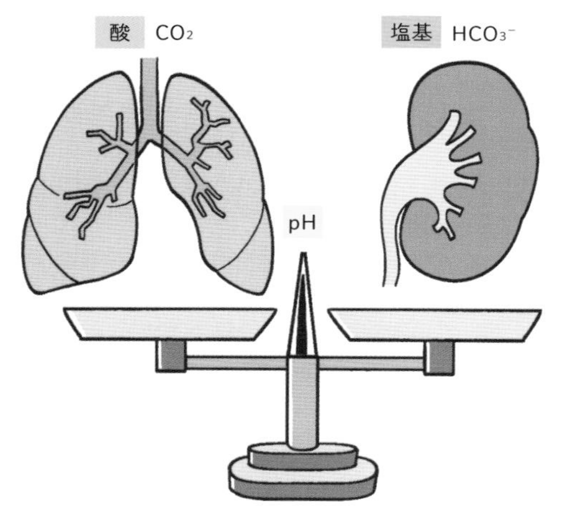

酸塩基平衡は、CO_2とHCO_3^-で調整されており、それぞれ肺と腎臓がバランスをとりながら、pHを調整しています。

HCO_3^-の基準値は22〜26mmol/Lですが、実は、この基準値は$PaCO_2$ 40Torr時という条件があります。HCO_3^-の基準値は、血中のCO_2分圧に比例するといわれます。$PaCO_2$ 60TorrのときはHCO_3^- 25〜28mmol/L、$PaCO_2$ 20TorrのときはHCO_3^- 17〜23 mmol/LとHCO_3^-の基準値は変動してしまいます。

基準値が変動すると、瞬時にHCO_3^-の評価を行うことがむずかしくなります。そこで、考案されたのが、ベースエクセス（BE）です。$PaCO_2$を40Torrと仮定した時の、HCO_3^-を計算で求めます。さらに、その値から、HCO_3^-基準値の真ん中の値である24mmol/Lを引いて、0 ± 2で考えることができるのが、BEになります。

❻ 酸塩基平衡の異常を見極めるポイント：酸塩基平衡を読み解くための 4 STEP

【STEP 1】酸塩基平衡が正常か判断する

pH、$PaCO_2$、HCO_3^-（または BE）が下記の基準値内であるかを確認します。基準値内の場合は酸塩基平衡は正常ですが、基準値内ではない場合は異常があります。STEP2 へ進みましょう。

酸塩基平衡の基準値

・pH／7.350〜7.450　・$PaCO_2$／35〜45 Torr　・HCO_3^-／22〜26mmol/L　・BE／±2mmol/L

【STEP 2】アシドーシスかアルカローシスかを判断する

異常ありと判断された場合は、アシドーシスかアルカローシスかを判断します。pH が 7.350 より小さい場合はアシドーシス、7.450 より大きくなるとアルカローシスとなります。

アシドーシス	正常	アルカローシス
<7.350	7.350〜7.450	7.450<

【STEP 3】呼吸性か、代謝性か、混合性かを判断する

アシドーシスまたはアルカローシスの原因を考えます。$PaCO_2$、HCO_3^-、BE のうち、どれが基準値を逸脱しているか確認しましょう。

$PaCO_2$ だけに異常がある場合は呼吸性障害、HCO_3^-・BE に異常がある場合は代謝性障害、$PaCO_2$、HCO_3^-・BE に異常がある場合は混合性障害に分類されます。したがって、アシドーシスで、呼吸性障害がある場合は呼吸性アシドーシス、アルカローシスで代謝性障害がある場合は、代謝性アシドーシスと考えます。

【STEP 4】代償反応があるかどうかを確認する

呼吸性障害か代謝性障害の場合は、しばらくすると代償反応を生じます。代償には原則があります。$PaCO_2$ が上昇して、pH がアシドーシスになると、それを打ち消すために、HCO_3^-が上昇します。しかし、pH7.40 を超えての代償はありません。

代償に要する時間として、$PaCO_2$ はすぐに反応しますが、HCO_3^-は代償されるまでに数日かかります。

また代償反応は、基準値を超えて変化が進んでいる場合を「代償あり」と判断します。

酸塩基平衡では、代償ありの場合を「慢性」といい、代償なしの場合を「急性」と表現します。

2. アシドーシスとアルカローシス
血液ガス異常の理解は酸塩基平衡の生理が９割

❶ 呼吸性アシドーシスのポイント

呼吸性アシドーシスとは、$PaCO_2$ が上昇（>45Torr）し、アシドーシスを生じている状態（pH<7.350）です。急性では $PaCO_2$ のみが上昇し、慢性では HCO_3^- が上昇してきます。

$PaCO_2$ はそれを規定する計算式があります。

$PaCO_2$=0.86×（CO_2 産生量 / 肺胞換気量）※

一見むずかしくみえますが、非常にシンプルです。$PaCO_2$ の変動があったときに考えることは 2 つだけということです。「CO_2 産生量」と「肺胞の換気量」のどちらか、または両方に変化があったかを考えれば良いのです。臨床的に一番問題となることは、「肺胞の換気量」です。肺胞換気量の低下により、十分なガス交換ができずに、$PaCO_2$ が上昇します。

原因としては、中枢神経の抑制による呼吸回数の低下（脳卒中や鎮静薬の使用）、肺炎や COPD、胸水などが考えられます

※計算式に出てくる 0.86 は係数なので、無視しても大丈夫です。

〈事例〉

・呼吸困難感を主訴に ER を受診。既往歴は COPD があった。

・pH 7.231、$PaCO_2$ 62.2Torr、HCO_3^- 25.8mmol/L、BE ＋ 0.3mmol/L

【STEP 1】酸塩基平衡の基準値内から外れているため、異常あり

【STEP 2】pH<7.350 のため、アシドーシス

【STEP 3】$PaCO_2$ のみに異常があるため、呼吸性障害

【STEP 4】HCO_3^- は正常範囲であるため、代償反応はないと考えられる。そのため、「急性呼吸性アシドーシス」と考えられる

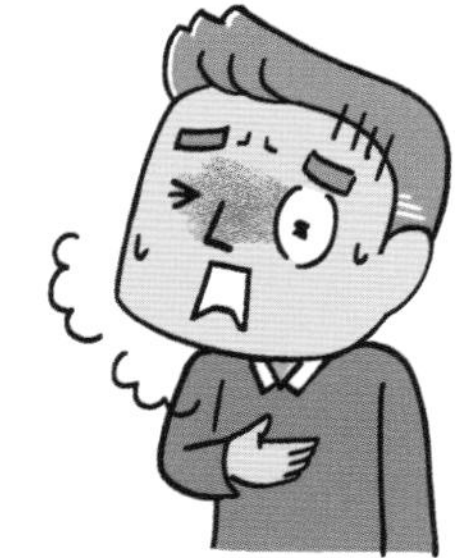

〈解説〉

アシドーシスの治療薬に、重炭酸ナトリウムがあります。重炭酸ナトリウムは体内で重炭酸イオンと炭酸ガスに分解されて効果を発揮します。しかし、重炭酸ナトリウムが分解されて炭酸ガスが発生することで、さらに $PaCO_2$ が上昇する危険性もあります。そのため、重炭酸ナトリウムの使用には注意が必要です。

❷ 呼吸性アルカローシスのポイント

呼吸性アルカローシスは $PaCO_2$ が低下し（<35Torr）、アルカローシスを生じている状態（pH>7.450）です。急性では $PaCO_2$ のみが低下し、慢性では HCO_3^- が低下してきます。

〈おもな原因〉

●中枢神経障害

頭蓋内圧亢進、頭蓋内の炎症や出血などで換気が促進されて換気量が増えた結果、$PaCO_2$ が低下します。すると、脳血管が収縮し、頭蓋内への血流量を減少させて頭蓋内圧を下げようと生理的にはたらきます。

●細胞内アシドーシス

敗血症やショックなどで虚血や低酸素状態になると、細胞内はアシドーシスになります。それを代償するために換気量が増加して $PaCO_2$ が低下し、呼吸性アルカローシスになります。

●心因性

不安、恐怖、興奮でも換気量は増加します。換気量が多くなると $PaCO_2$ も大幅に減少します。中枢神経障害でも触れましたが、$PaCO_2$ が低下すると、脳血管が収縮し頭蓋内への血流量が減少します。$PaCO_2$ が 25Torr を下回ると、脳血管は過収縮を生じて脳虚血につながります。その結果、さらに換気が促進される負のサイクルになります。

●人工呼吸器の不適切な設定

人工呼吸器を必要な換気量以上に設定して強制換気を行った場合、CO_2 の排出量が増加して $PaCO_2$ が低下することがあります。また、自発呼吸があった場合でも、吸気トリガーが過敏に反応して過換気になる場合もあります。

● CO_2 の産生量が減少する

低体温の状態では代謝が抑制され、CO_2 の産生量が減少します。換気量も減少するため $PaCO_2$ に影響することは少ないですが、人工呼吸器を使用した患者さんに低体温療法をする場合には、通常の人工呼吸器設定では過剰な換気になる可能性があります。

Column 意図（医学）的に行われる呼吸性アシドーシス（Permissive hypercapnia）

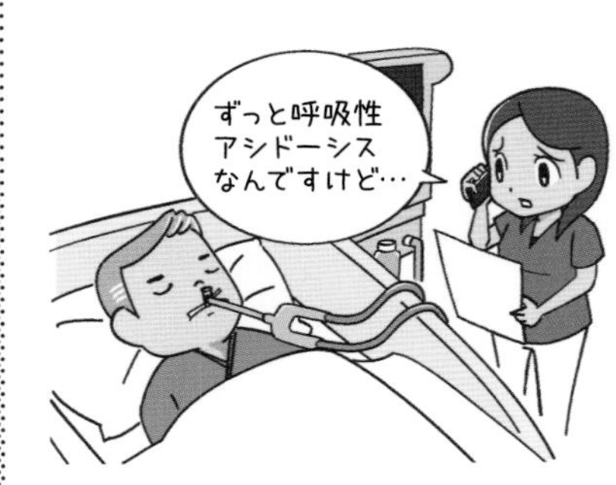

急性呼吸窮迫症候群（Acute Respiratory Distress Syndrom：ARDS）の患者さんの呼吸状態の改善のために使用している人工呼吸器管理が、場合によっては患者さんの肺にダメージを与えることがあります。

そのため、肺を守る換気方法を「肺保護戦略」と呼ぶことがあります。肺保護戦略は１回換気量を 0.6L/kg 程度にまで下げて換気を行います。１回換気量を少なくするので換気量は減り、$PaCO_2$ が上昇してアシドーシスとなります。この $PaCO_2$ の上昇を許容するのが、Permissive hypercapnia とよび、肺保護戦略の１つになります。

❸ 代謝性アシドーシスのポイント

HCO_3^- が 22mmol/L 未満、または BE が−2mmol/L 未満となり、pH が 7.350 以下になっている状態です。

〈おもな原因〉

● HCO_3^- の排泄量が多い

HCO_3^- は腎臓、消化管から排出されます。腎臓では HCO_3^- が尿細管で再吸収されますが、その機能が低下すると、尿中への排泄量が増加します。消化管では胆汁・腸液・膵液に含まれています。通常は水分とともに消化管で再吸収されますが、下痢が続いたり、小腸瘻などがあると再吸収が十分にできず、便などといっしょに HCO_3^- を喪失します。

●酸の排泄量の低下

リン酸イオンや硫酸イオンなどの酸性物質は、腎臓から排泄されます。腎機能が低下すると、これらの物質が排泄せれずに蓄積してしまい、結果としてアシドーシスになります。

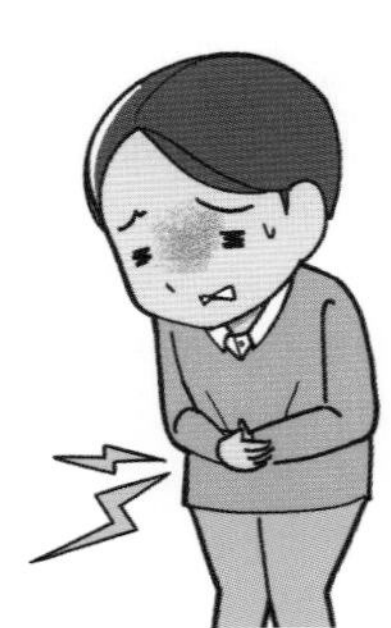

〈事例〉

・慢性腎不全により維持透析を導入
・数日前から下痢が続いている
・呼吸回数 29 回 / 分
・血液ガス結果　pH7.300、$PaCO_2$ 29Torr、HCO_3^- 12.6mmol/L、BE−10.9mmol/L

【STEP 1】pH 7.300 $PaCO_2$ 29Torr は正常範囲ではないため、異常

【STEP 2】pH<7.350 のためアシドーシス
【STEP 3】HCO_3^-が低下しているため、代謝性アシドーシスが原因と考えられます。
【STEP 4】$PaCO_2$ が低下して塩基に傾けようとしており代償反応が行われているため、慢性代謝性アシドーシスと考えられる。頻呼吸の原因は代謝性アシドーシスを代償するためと考えられる。

❹ 代謝性アルカローシスのポイント

HCO_3^-が 26mmol/L より大きい、または BE が＋ 2mmol/L より大きくなり、pH が 7.450 以上になっている状態です。

〈おもな原因〉

● HCO_3^-の排泄量の減少

通常では HCO_3^-は尿細管で再吸収されますが、過剰になっている状態です。フロセミドに代表されるループ利尿薬は、HCO_3^-の再吸収を促進することがあります。

● HCO_3^-の供給量が多い

HCO_3^-を高濃度に含む輸液や内服などにより、血中の HCO_3^-を増加させます。また、輸血には血液が固まらないように凝固剤が入っています。凝固剤はクエン酸が主成分で、肝臓で代謝されて HCO_3^-となります。少量では問題ありませんが、大量輸血を行った場合は HCO_3^-が増加することがあります。

● H^+の排泄量

胃液には大量の H^+が含まれています。大量の嘔吐や胃管による胃液のドレナージで大量に胃液を失うと、代謝性のアルカローシスになります。

Column

$PaCO_2$ の上昇は換気不全？代謝性アルカローシスの代償反応？

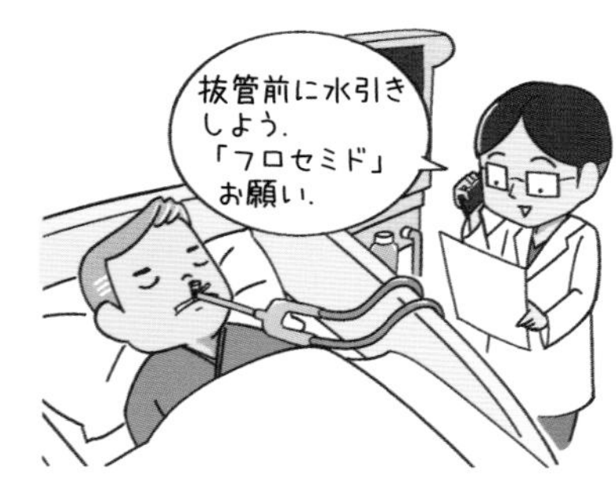

「抜管前に水引しておこうか！」。こんなセリフを聞いたことはありませんか？抜管前に水分出納をマイナスバランスにするために、フロセミド（ラシックス® など）を投与する指示が出ることがあります。フロセミドは前述のとおり、HCO_3^-の再吸収を促進し、代謝性アルカローシスが進行します。その結果、$PaCO_2$ が上昇する代償反応が起こります。

$PaCO_2$ の上昇が換気不全によるものなのか、代謝性アルカローシスの代償反応か、判断を間違うと不要に人工呼吸器期間を伸ばしてしまうことにつながります。

〈事例〉

・抜管前にフロセミドを使用
・pH7.480、$PaCO_2$ 49.1Torr、HCO_3^- 29mmol/L、BE ＋ 4.1mmol/L
【STEP 1】正常範囲ではないため、異常あり
【STEP 2】pH>7.450 のためアルカローシス
【STEP 3】HCO_3^-が上昇してアルカローシスになっているため、代謝性アルカローシス
【STEP 4】$PaCO_2$ は上昇していて、酸性に傾けようとしているため、代償反応ありと考えられ、慢性代謝性アルカローシスと判断できる。$PaCO_2$ が上昇しているからといって、換気不全によるものではない可能性が判断できる。

❺ ICUで見かけるアシドーシスのポイント

●乳酸アシドーシス

細胞内でエネルギーを産生するときにはブドウ糖（$C_6H_{12}O_6$）とO_2が必要になります。しかし、細胞内の酸素分圧（PaO_2）が低下し、低酸素症になると、十分なエネルギーを産生ができず、乳酸（酸性物質）に代謝され蓄積しアシドーシスになります。

ICUではショック状態の患者さんの乳酸値が上昇することがよくあるため、遭遇頻度が高いでしょう。

●糖尿病性ケトアシドーシス

インスリン不足によって細胞内に十分に取り込められず、エネルギー産生ができない状態になります。その結果、脂肪酸を利用してエネルギーが産生されることになります。脂肪酸からエネルギーが産生される過程で、ケトン体が産生され代謝性アシドーシスの原因となります。

Column

アシデミア？アシドーシス？　アルカレミア？アルカローシス？

アシドーシスがアルカレミア、アルカローシスがアルカレミアという言い方で呼ばれているのを聞いたことがあるかもしれません。

本章ではアシドーシス、アルカローシスという用語で統一していますが、アシデミアはpH<7.35になっていること、アルカレミアはpH>7.45になっていること、アシドーシスはpHを低下させる過程、アルカローシスはpHを上昇させる過程という意味で使用されます。

（村松恵多）

3 矛盾するベストな管理

1. 大動脈解離と脳梗塞
矛盾する血圧管理は個別性が９割

ある臓器にとってはベストな治療や看護が、別の臓器や全身管理に悪影響を与える場合もあります。こうした矛盾のなかで、どう考えて対応すべきかを検討しましょう。

❶ 大動脈解離と脳梗塞の併発！～矛盾する血圧管理～

複雑な病態やさまざまな合併症を併発する患者さんが多くいるICUでは、1つの臓器や疾患にとってベストな方法が、他方に悪影響を与えることはよくある話です。今回は「大動脈解離と脳梗塞の併発」「浮腫と脱水の共存」について説明します。まずは、大動脈解離・脳梗塞、それぞれの至適血圧管理を学びましょう。

脳卒中治療ガイドラインによると、大動脈解離の6～32％に脳梗塞、19％に中枢神経症候が併存するといわれています[1]。臨床の場では「大動脈解離は、血管の解離が進行してしまわないように血圧は低めに」「脳梗塞は、側副血行路や血管拡張による血流改善ができれば脳組織の破綻が進まないからあまり降圧はしない」と言われることも多いでしょう。血圧管理が矛盾する2つの疾患が併発した場合には、どのようにアセスメントをしていけばよいでしょうか。

❷ 大動脈解離における血圧管理とは？

大動脈解離とはどのような疾患？

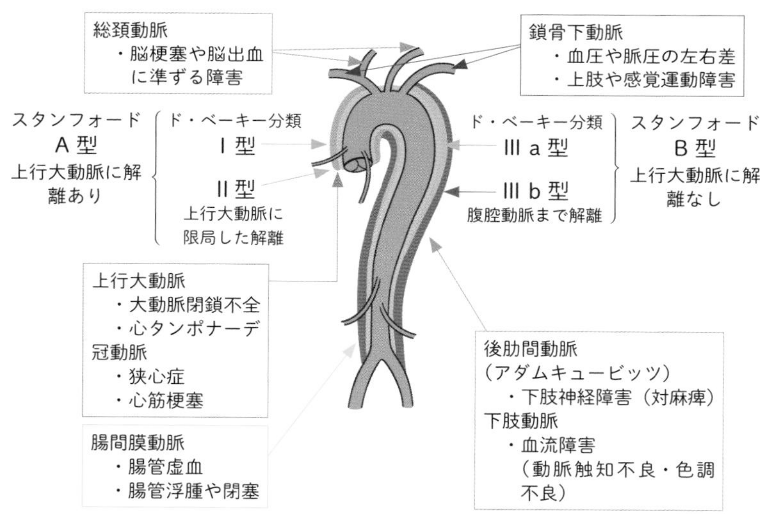

大動脈解離の分類と部位別症状

大動脈解離とは、文字どおり大動脈が解離する疾患で、慢性的な高血圧・動脈硬化・血管の脆弱さなどによって血管壁が破れてしまう状態をいいます。全身に血液を巡らせる役割を担う大動脈の障害のため、致死的状況に陥る可能性が高く、状況に準じて手術適応の判断を行います。

また、どこの血管に障害が起こっているかによって出現する症状が異なります。大動脈弓の先の血管は、それぞれ上肢・鎖骨・頭部に血液を運びます。鎖骨下動脈・総頚動脈・腕頭動脈が解離していたり、解離後に血液が凝固して血流が滞る血栓閉塞が起こっている場合は脳への影響が懸念されます。

発症時〜来院した際の血圧管理

	推奨される血圧
腹部大動脈瘤破裂	収縮期血圧 70〜90mmHg
外傷性大動脈損傷	平均収縮期血圧 80mmHg 以下
スタンフォード A 型偽腔閉塞解離（内科的治療選択の場合）	収縮期血圧 120mmHg 以下
スタンフォード B 型大動脈解離（内科的治療選択の場合）	収縮期血圧 100〜120mmHg
基本的な急性期血圧管理	収縮期 100〜120mmHg

（文献 2 を参考に作成）

大動脈解離が起こった場合、治療の主軸は血圧管理・脈拍管理・疼痛管理になります。血圧や脈拍の上昇は再解離や解離の増悪につながり、痛みは血圧上昇に直結します。

本来、大動脈疾患をもつ患者さんに推奨される血圧は **130/80mmHg 未満**[3] が目標です。大動脈解離を発症してしまった場合でも、血圧を至適範囲に維持することで再解離の発症が低減するといわれています。

しかし、大動脈解離の場合、発症した部位や意識レベルの状況とともに、内科的治療を選択するか外科的治療として手術を行うかによって、目標血圧を変更することも多くあります。

術後の血圧管理

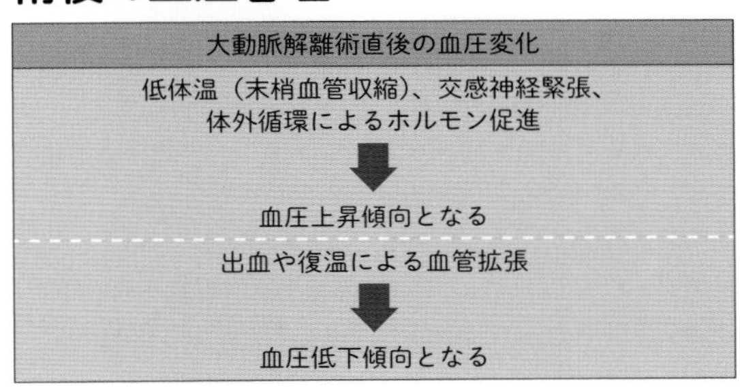

外科的治療として手術を行った場合は術後出血、周手術期心筋梗塞、体温管理に注意し、循環動態と同時に腎機能障害や水分バランス管理が求められます。血圧に関しては、以前は収縮期 105〜120 mmHg 以下が望ましいとされていましたが、低血圧による多臓器への弊害もあるため、現在は **130/80mmHg 未満**が妥当とされています。

術後の血圧は、基本的には上昇傾向となります。血圧上昇による弊害は、出血の増加や縫合部位の破綻が挙げられます。いずれにしても過大侵襲であり、早期に血圧コントロールが必要です。出血や復温・血管内容量不足による低血圧の場合は、末梢血流障害や腎血流低下による尿量低下の懸念、人工血管内の血栓形成リスクも上がります。

リハビリ開始時の血圧管理

術後の合併症である出血の増加、縫合部位の破綻のリスクが低減した回復期では、リハビリテーション（以下、リハビリ）を実施する必要があります。

リハビリを開始する際には、**収縮期血圧 100〜120mmHg、心拍数 60 回 /min 未満**[4] であることを確認することが推奨されています。リスクが低減したとはいえ、過大侵襲な手術後であることや患者さんによっては解離が残存する場合もあることを踏まえて、個別に医師と情報共有をしましょう。

また、手術では人工血管を使用しており、凝固因子のコントロールを必要とします。いったん出血が収まっていても、安静度の拡大や薬剤の影響で再度出血する可能性もあります。収縮期血圧 140mmHg 以上の管理は、どの段階においても避けられているため、運動負荷や ADL 拡大に準じて血圧上昇に注意しなければなりません。

❸ 脳梗塞における血圧管理とは？

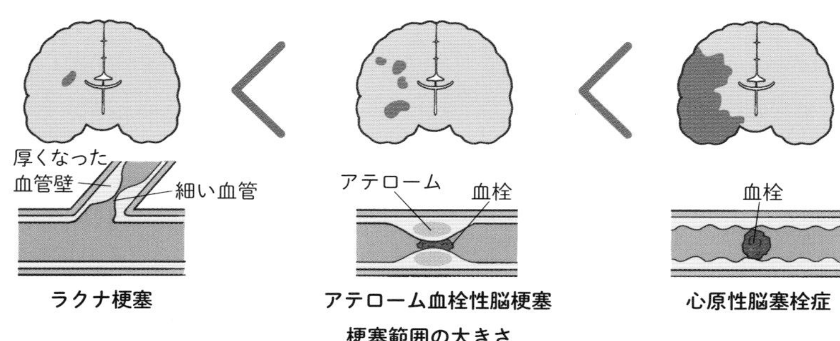

脳梗塞とはどのような疾患？

脳梗塞とは、さまざまな理由で脳の血管に異常が起こり、脳血流の低下や脳組織の一時的または永続的な障害をもたらす疾患です。脳は部位により機能が分かれているため、障害部位によって出現する症状が異なります。

解離や閉塞の血管部位にもよりますが、大動脈解離による脳梗塞は分類上は塞栓性であり、梗塞部位が大きいことが特徴です。そのため、発症直後から優位な麻痺や失語など臨床所見をともなう場合が多くあります。

脳梗塞の治療は、本来であれば rt-PA 静注療法・脳血管内治療・薬物療法が選択肢として挙げられます。早期に閉塞部位が開通することで、脳組織が壊死して脳が不可逆的に変化してしまうことを最小限にするためです。

しかし、大動脈解離と脳梗塞を併発している場合、血栓溶解や侵襲的治療により、再解離をはじめとした、さらなる致死的状況に陥ります。神経所見の確認とともに、血圧の左右差、頚部エコーや CT 検査による総頚動脈閉塞や解離所見の確認、D- ダイマーが大動脈解離と脳梗塞の併発を危惧するポイントとされています[5]。

脳梗塞後の至適血圧

脳には脳血流を一定にするために血圧を維持する自動調節能という機能があります（p.83 参照）。脳梗塞発症時は、自動調節能の破綻や、頭痛・頭蓋内圧亢進・ストレスなどによる血圧上昇が頻繁に起こります。しかし、脳梗塞急性期は、**基本的には降圧しない**ことが推奨されており、**降圧の対象は収縮期血圧＞220mmHg または拡張期血圧＞120mmHg が持続する場合や、大動脈解離・急性心筋梗塞・心不全・腎不全などを合併している場合に限る**[6]とされています。

脳梗塞後の低血圧の弊害

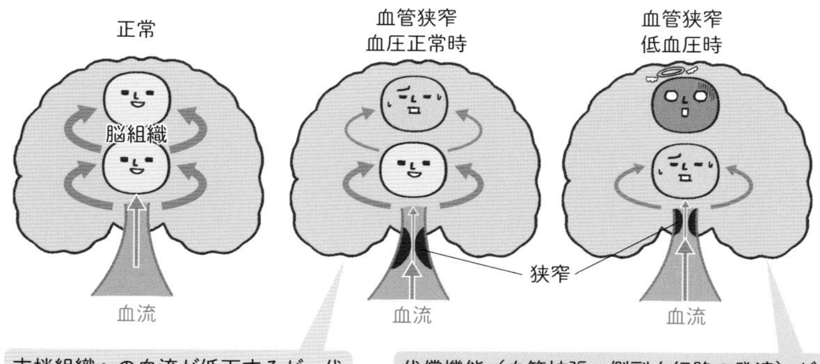

脳への血流が途絶えた際、血圧が維持されている場合は側副血行路の発達や血管自体が拡張することで、脳は血流を担保しようとします。しかし、低血圧に陥ると、血流担保の手段である血管拡張や側副血行路が発達したとしても血流は滞ってしまいます。

また、脳梗塞や脳出血の発症によって大脳は腫脹します。その結果、頭蓋内圧が亢進して脳灌流圧が低下するため、さらに脳血流が減少します。

❹ 大動脈解離と脳梗塞が併発してしまうのはなぜ？！

①解離した先が脳血流に直結する血管だから

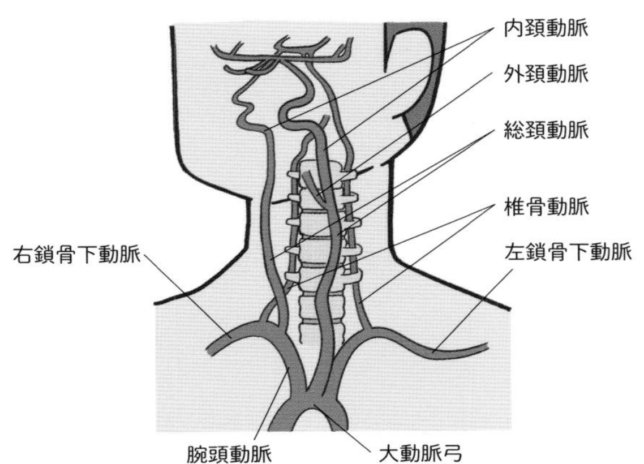

脳への血管は大動脈弓からつながっています。脳へ至る血管が裂けてしまったり、血栓で閉塞してしまったりすることで、脳血流は脅かされます。

いくら脳内の血管自体に問題がなくても、脳に血流を送る本管が閉ざされてしまえば脳血流は維持できません。また、大動脈解離に至る方は大動脈だけでなく、粥状血管・狭窄血管・動脈硬化の著しい場合も多いため、脳梗塞のリスク因子をはらんでいるといえます。

②脳血流が低下しやすい状況だから

大動脈解離は致死的状況や低循環・低酸素状態に陥りやすく、突然死に至ることもある疾患です。脳は、低酸素状態に陥ると3～4分程度で機能停止になります。例え、完全に酸素が行き届かない、血流が行き届かないという状態ではなかったとしても、大動脈解離による低循環や低灌流は脳に著しく影響を与える可能性があります。

③術式・術操作による影響を受けやすいから

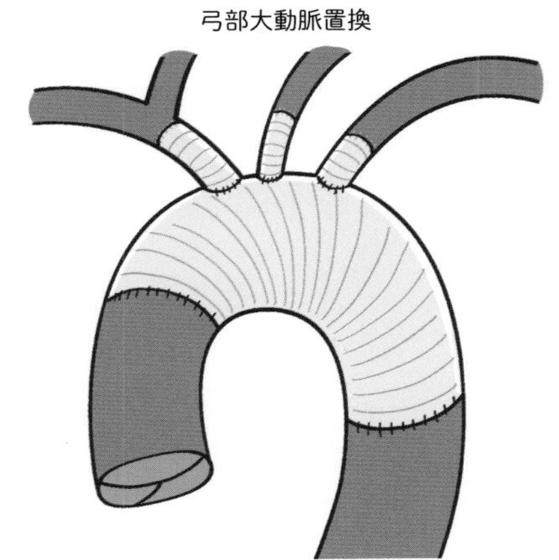

大動脈の手術は脳の低灌流が起こりやすい状況になります。とくに、弓部大動脈置換術ではいったん循環を停止させなければ、術野の確保ができません。その準備として、体外循環を駆動させ、身体を低体温にして代謝を落とし、脳分離循環という脳のための循環補助を駆動させます。脳分離循環は、施設や患者さん、術者の背景によって逆行性に脳へ血流を送らざるを得ない場合もあります。こうした非生理的な状況のなかで脳への血流が本来とは変わり、不安定化や凝固機能の変化が増長されます。

さらに、体外循環・脳分離循環を行うためには、専用のカテーテルを挿入する必要があります。その結果、空気混入や再灌流の際の血栓による脳梗塞のリスクが増します。

❺ 血圧管理の個別ポイントを把握する

大動脈解離の発症直後

大動脈解離の発症時から術直後の出血コントロールがなされるまでは、大動脈解離の管理、つまり解離腔の増大や出血の悪化を防ぎ、患者さんをショック状態に陥らせない管理が最優先となります。

本来、脳梗塞では降圧しないことが推奨されますが、大動脈解離は降圧の対象に含まれます。これは、出血の増悪がある際や術後に高い血圧で経過すると、縫合部位の破綻を招き、結果的に低循環に陥ってしまうためです。

また、循環血液量が減少や心拍出量の低下に対して、薬剤の使用や多量の輸液・輸血を行わざるを得ない場合もあります。その結果、脳浮腫の増悪を招き、脳梗塞によってすでに脳が腫脹した状態からさらに脳血流（脳灌流圧）が低下しかねません。

高侵襲を早期に脱するためには循環動態を安定化させることが重要であり、結果的にそれは脳組織にもアプローチしていることにつながります。

術後に広範囲の脳梗塞を発症した場合

脳梗塞は障害部位によって状況がさまざまに変わります。通常は脳灌流圧を維持するために降圧しませんが、障害部位が広範囲に及ぶ場合は降圧しないと頭蓋内圧亢進になり、さらなる脳浮腫を招くリスクがあります。

頭蓋内圧亢進が進行すると脳ヘルニアを引き起こし、呼吸停止をはじめとした到死的状況に陥ってしまいます。脳幹への圧迫が危惧されたり、脳の正中偏位が起こっている状況では、頭蓋内圧亢進の増悪を回避することが求められるので、来院時の画像所見、手術中の状況（脳分離循環時間・脳 rSO_2 の変化）、手術終了後の神経所見を観察し、医師とともに評価しましょう。

脳梗塞・脳出血が危惧される場合

術前の画像所見において脳卒中の目立った所見はみられなかったものの、患者さんに総頚動脈への解離や脳卒中の既往がある場合や、手術時間（脳分離循環時間）が長かった場合などは、注意深く神経所見を観察する必要があります。

まずは前述のように循環動態の安定化を最優先し、循環動態が安定した段階で許容できる血圧の至適範囲を医師と協議します。許容できる血圧の至適範囲は、どの部位にどの程度大動脈解離が発症したかによって異なるため、ガイドラインでも個別に協議が必要とされています。

それと同時に、速やかにSAT（自発覚醒トライアル）を行って患者さんの意識レベル・神経所見を確認しましょう。ただし、神経所見に異常がある場合は、覚醒によってけいれん・不随意運動・安静を保つことができないといった弊害が出ることもあります。その際はSATの中断も考慮しなければならないので、事前に医師と対策を検討したうえでSATに移りましょう。

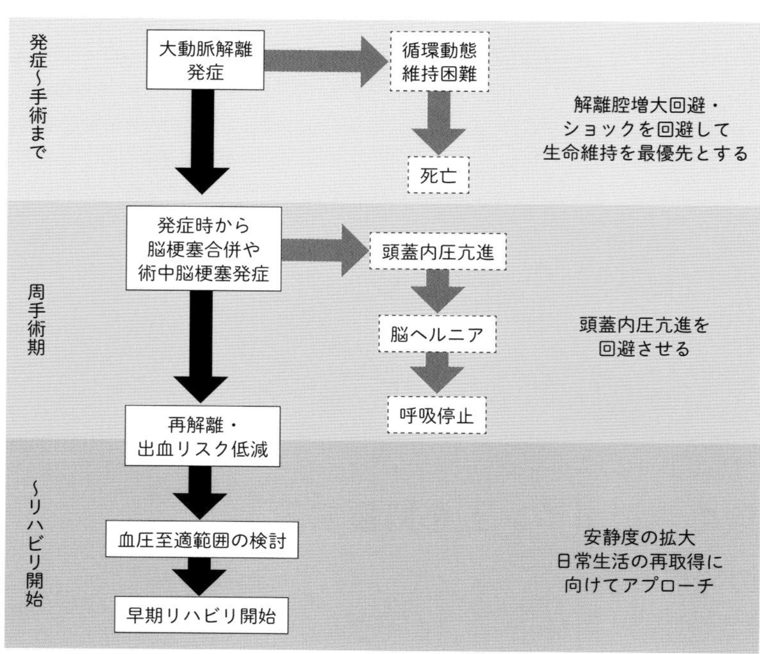

周手術期を脱してきたら

循環動態が安定し、大動脈解離の再解離や再出血のリスクが回避されたら、血圧の至適範囲を再検討します。脳卒中の有無にかかわらず、安静度の拡大もしていくため、結果的にシビアに管理されていた血圧の範囲を拡大する必要が出てきます。

同時に、脳梗塞が認知されている場合は早期にリハビリ介入を行うことが重要です。ダイナミックに離床に結びつける前に、ベッド上で小関節運動を行ったり、患者さんに声をかけて意図的に身体運動を意識してもらうようにしましょう。これは、ペナンブラ領域とよばれる脳梗塞発症周囲の回復可能な部位に向けたアプローチで、機能回復に効果的とされています。

2. 脱水と浮腫

矛盾する体液管理は個別性が 9 割

❶ ICU における脱水と浮腫

ICU では水分バランスや体重の管理が一般病床より細かく設定されていることが多くあります。その反面、浮腫の強い患者さんも多く見受けられます。

高侵襲状態の患者さんにおける脱水と浮腫については、ICU だからこそ想像を越える影響を与えてしまう可能性があります。

❷ 体液管理に必要な基本知識

細胞内液と外液

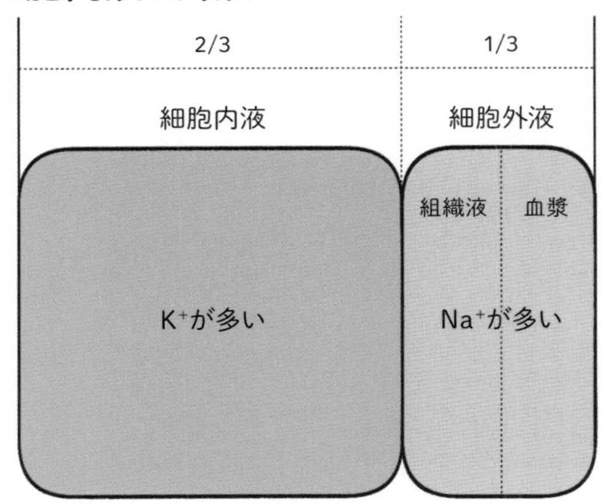

人体の 2/3 は細胞内液、1/3 は細胞外液で構成されています。体内の水分バランスが変調をきたしている場合は、体液自体のバランスが変化しているか、体液の構成要素であるイオンの変化にともなって周囲の体液量も変化している状態になっています。これは例えば、漬物を作るときに野菜に塩（ナトリウム）をかけると野菜の水分が外に出てくるのと同じ原理です。水自体の増減にかかわらず、構成要素の変化でも水分は増減するのです。実際は、人体はそんなにわかりやすくないので、体液とイオンの両方が変調している場合も多くあります。

体液量の調整の仕組み

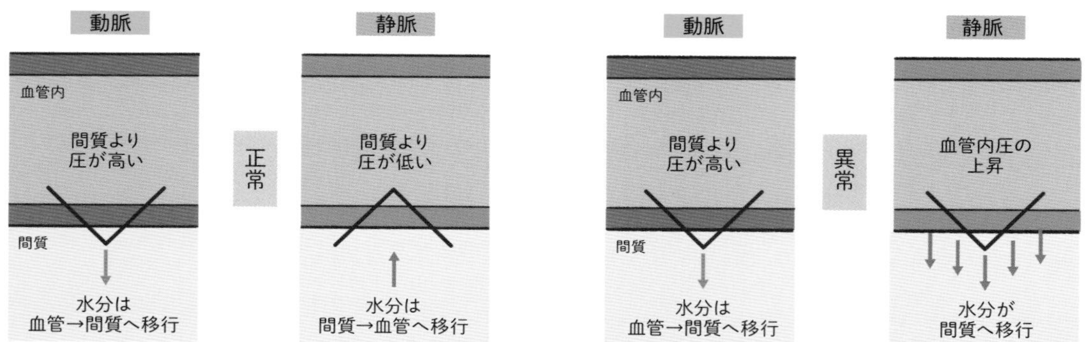

水分が取り込まれて血管に入ると、血管内の水分が増えて浸透圧（ナトリウム濃度）が変化します。すると、間脳（視床下部）では抗利尿ホルモンを調整し、尿量が調節されます。

また、正常な人体では、水分は動脈で血管から間質へ移動します。静脈はその逆で間質から血管へ移動します。これは動脈・静脈の浸透圧差によって起こる自然現象です。間質の水分はリンパ管へ吸収されます。

これら一連の流れのどこかでバランスが崩れると、水分移動が適正に行われずに間質に水分が溜まり、浮腫となります。一方で、脱水は水不足・電解質不足・その両方が不足した場合に起こります。

❸ ICU で浮腫のある患者さんの状況

高侵襲状態における浮腫

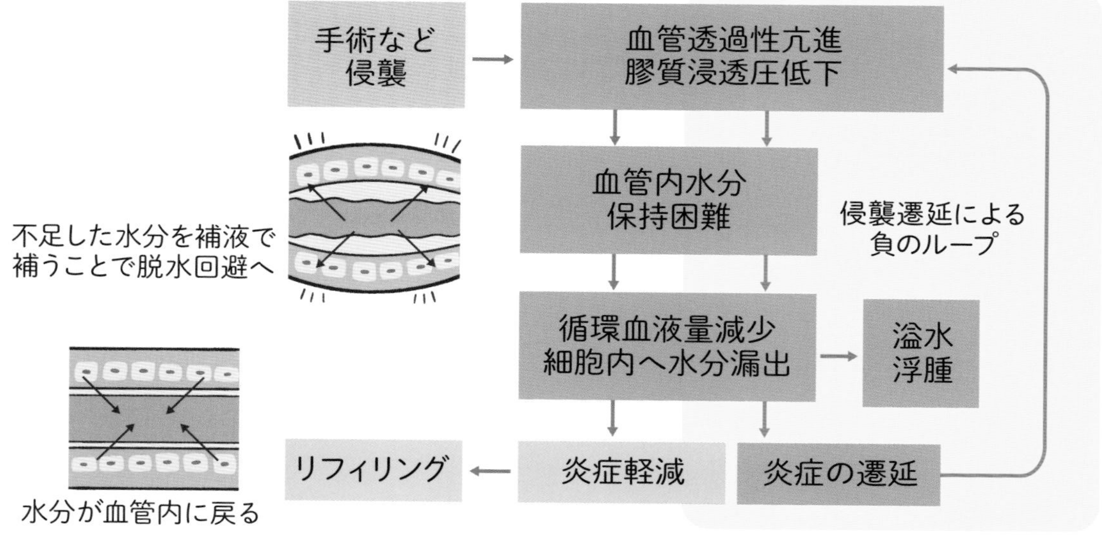

心原浮腫	腎性浮腫	肝性浮腫
心不全が契機となり、溢水となる	腎機能悪化・ネフローゼ症候群など	肝機能低下・肝不全

浮腫の機序はさまざまです。心拍出量が減少することで静脈圧が上昇して浮腫を生じたり、腎血流量が低下して尿量が確保できずに浮腫に陥る場合もあります。

侵襲状態では血管透過性が亢進します。炎症が収まると血管透過性も沈静化し、侵襲期に血管内にとどまれなかった水分は、しだいに血管内（細胞外液）に戻ります。これをリフィリングといいます。

通常はリフィリングで水分が血管内に戻り、血漿浸透圧の変化を間脳がとらえて抗利尿ホルモンの調整がなされます。そして増えた分の水分は尿として排出され、しだいに体の水分量が侵襲前の状態に戻ります。

しかし、侵襲状態が続く場合や、血管内のアルブミン濃度が低下している場合などは、浸透圧のバランスが崩れて血管内の水分が細胞内へ移行し続けます。そして、血管内の水分量が減ると、人体は脱水を回避するために尿流出を低下させて血管内の水分を保持しようとします。その結果、水分は細胞内（間質）にとどまって浮腫として現れます。

❹ ICU で脱水のある患者さんの状況

通常の脱水と浮腫についてはp.142 で説明しています。ここでは、ICU における脱水と浮腫について考えましょう。

ICU での脱水とは

水欠乏性脱水（高張性）	混合性脱水	ナトリウム欠乏性脱水（低張性）
下垂体術後の尿崩症など	下痢や嘔吐など	低ナトリウム

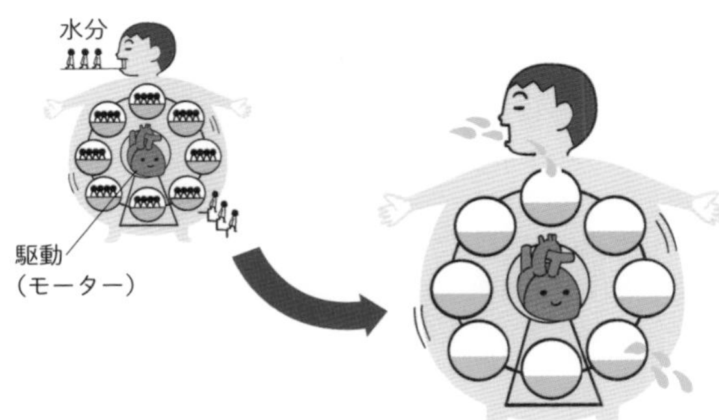

脱水は、基本的には表のように分類されています。多少の水分・ナトリウム不足は人間の恒常性によって代償されますが、代償が追いつかない場合は見合った不足要素を補充することで脱水の改善を狙います。

では、ICU における脱水はどのように現れ、身体的にどんな影響があるのでしょうか。ここからは人体を観覧車に見立て、心臓は観覧車の中心である駆動（モーター）、体内を行き交う水分は観覧車の乗客として考えてみましょう。

ICU での脱水は循環血液量減少に直結する可能性が高い

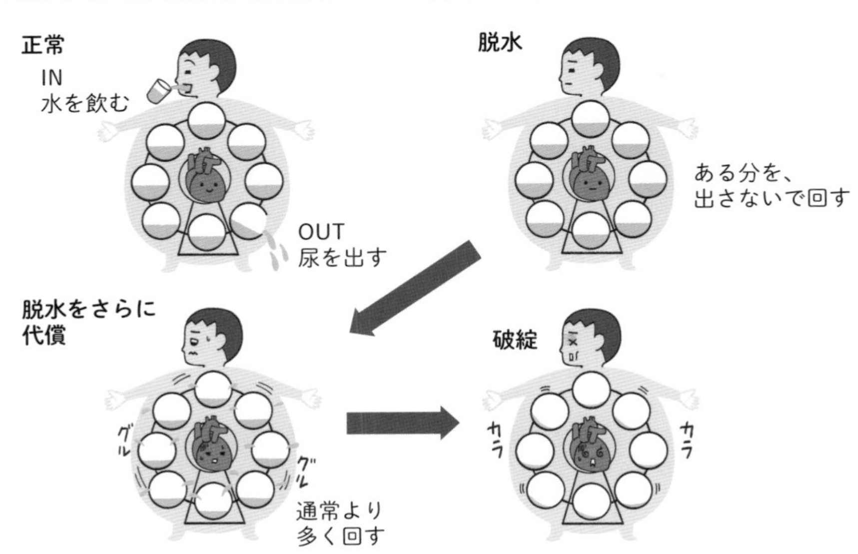

体内の水分（循環血液量）が不足すると、体は尿を出さないようにしたり、不足した水分量で賄おうと心拍数をあげて循環を維持しようとします。これらが身体の代償機能です。

観覧車の例でいえば、新しい乗客がいない状態で今の乗客が降りると、観覧車は空になり、収益を得られなくなってしまいます。そのため、さまざまな手を尽くして、乗客を可能な限り降ろさずに収益を得ようとします。しかし、いくら説得しても乗客は次第に降りていきます。そこで、乗客の少なさを補うためにいつもより多く速く観覧車を回し、複数回乗車賃を徴収する作戦に移行します。

もはや違法レベルですが、人体に当てはめると、最初は水分を多く再吸収させることで尿量を減らし、発汗をせずにできるだけ体内の水分を保持して循環血液量を維持しようとします。次に少ない水分量でも循環血液量を維持するために、駆動源である心臓を速く動かして賄おうとします。これが代償機能です。駆動源である心臓が忙しなく動かなければならない状態は長くはもちません。また、人体の危機を察知して血管透過性はさらに亢進し、循環血液量はよりいっそう減少していきます。

さらに、ICU に在室している患者さんはすでに代償機能がはたらいている状況であったり、代償できるほどの機能が残っていない場合もよくあります。その結果、循環血液量の減少が、頻脈だけでなく血圧低下の直接の原因になる場合もあります。

また、補助循環を使用している患者さんであれば、身体の代償機能を相殺する状況も出現します。具体的には、PCPS（経皮的心肺補助装置）挿入中で脱水に陥った場合、患者さんの心機能にもよりますが、PCPS の回転がうまくできなくなってしまう状況や、設定された回転数を維持するために回路側に異常が起こる場合も考えられます。

数字上は水分過多なのに循環血液量が減少している

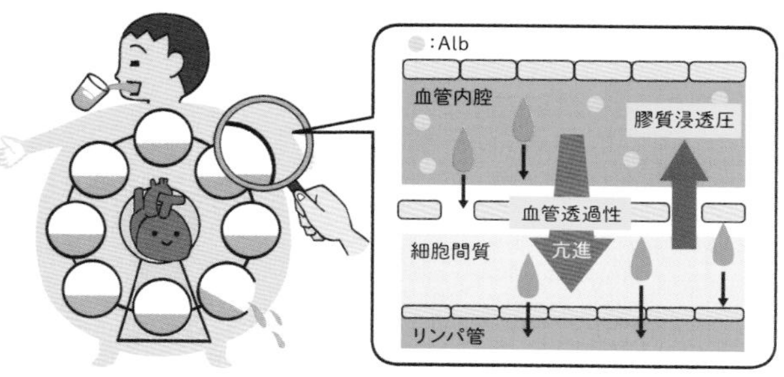

点滴で投与された水分は、すべてが血管内にとどまって循環血液量の増加に寄与するわけではありません。また、ICU の患者さんの多くは血管透過性が亢進しており、血管内に水分をとどめておくことがむずかしい状況にあります。

結果的に、一概に何 mL 投与したから脱水が改善するということにはならず、数字だけみれば十分に水分が投与されているにもかかわらず脱水が遷延する場合は多くあります。

循環血液量の必要量が増加している場合

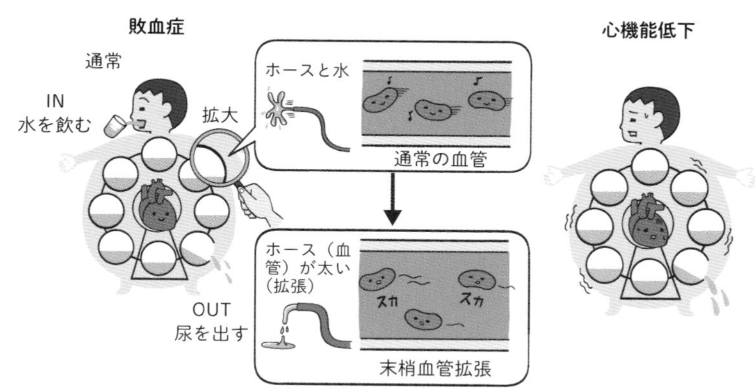

同じ水量では勢いが弱くなる→血圧低下

敗血症など、末梢の血管が拡張している状況下では、相対的に循環血液量の必要量が増加します。また、心機能が低下していると、水分を入れても心臓のポンプ機能が低下しているために送り出すことができない状況に陥ります。

❺ 浮腫と脱水の併発は、どう管理する！？

ICU での脱水は、循環血液量の低下によって循環動態の破綻に直結しやすい状況であるといえます。しかし、そのような状況と並行して心不全や溢水が起こることがあります。必要水分量は不足しているものの浮腫のように間質に水分が貯留している場合、体外に水分を排出させなければ、心不全や溢水状態はさらに悪化してしまいます。

筆者の勤務する ICU では、シチュエーションによって医師と連携しさまざまな方法で、この矛盾に取り組んでいます。

血管内に水分を戻しながら体外に排出させる方法

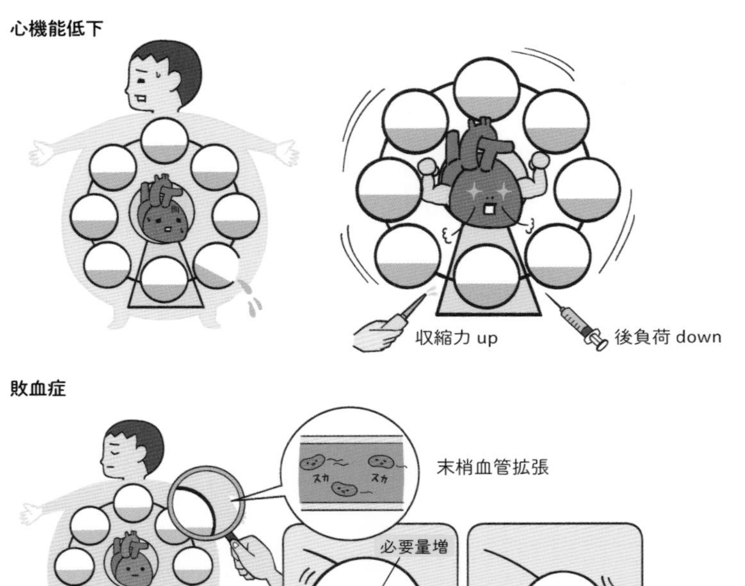

基本的には間質に貯留してしまった水分を血管内に引き戻しながら、不要な水分を体外に出していくことが必要です。そのために、必要水分の総量を減らすことと、水分負荷の弊害に注意しながら必要時は水分補充を行うことが重要です。

例えば、前項目の心機能が低下している場合は心臓に対して薬剤を用いて心収縮力を増加させたり、後負荷を下げたりすることで心臓からスムーズに送り出すことができ、体外への排出の一助になります。敗血症のような末梢血管が拡張しているときには、末梢血管を収縮させる薬剤を併用することで、必要総量を減らすことができます。

同時に水分を血管内に引き戻す支援としては、アルブミンや貧血の補正・ナトリウムの管理をすることも重要です。これにより、リフィリングが促進されます。

【引用・参考文献】

1）日本脳卒中学会脳卒中ガイドライン委員会．脳卒中治療ガイドライン 2021．東京，協和企画，2021，299.
2）日本循環器学会．2020 年改訂版 大動脈瘤・大動脈解離診療ガイドライン．（https://www.j-circ.or.jp/cms/wp-content/uploads/2020/07/JCS2020_Ogino.pdf）.
3）古賀政利ほか．急性大動脈解離に合併する脳梗塞診療指針の提案．日本脳卒中学会．40，2018，432-7.
4）田村綾子ほか．脳卒中看護実践マニュアル．大阪，メディカ出版，2015，413.
5）高嶋 修太郎ほか．必携　脳卒中ハンドブック．東京，診断と治療社，2017，488.
6）日本集中治療医学会ほか．日本版敗血症診療ガイドライン 2020．東京，真興交易（株）医書出版部，2020，320.
6）田中竜馬．集中治療、ここだけの話．東京，医学書院，2018，442.
7）菅野義彦．水・電解質・酸塩基平衡イラスト解説 BOOK．大阪，メディカ出版，2019，144.

（髙原有貴）

数字・欧文

和　文

さ行

た行

な行

は行

ま行

や行

ら行

観察とアセスメントは解剖生理が９割－ICU ナースのための解剖生理

2022年７月15日発行　第１版第１刷
2024年７月10日発行　第１版第６刷

監　修　横山 俊樹

発行者　長谷川 翔
発行所　株式会社メディカ出版
〒532-8588
大阪市淀川区宮原３－４－30
ニッセイ新大阪ビル16F
https://www.medica.co.jp/
編集担当　詫間大悟
編集協力　一居久美子
装幀・イラスト　WATANABE Illustrations
組　版　株式会社明昌堂
印刷・製本　株式会社シナノパブリッシングプレス

ISBN978-4-8404-7874-8　Printed and bound in Japan

当社出版物に関する各種お問い合わせ先（受付時間：平日９：00～17：00）
●編集内容については、編集局 06-6398-5048
●ご注文・不良品（乱丁・落丁）については、お客様センター 0120-276-115